JN442902

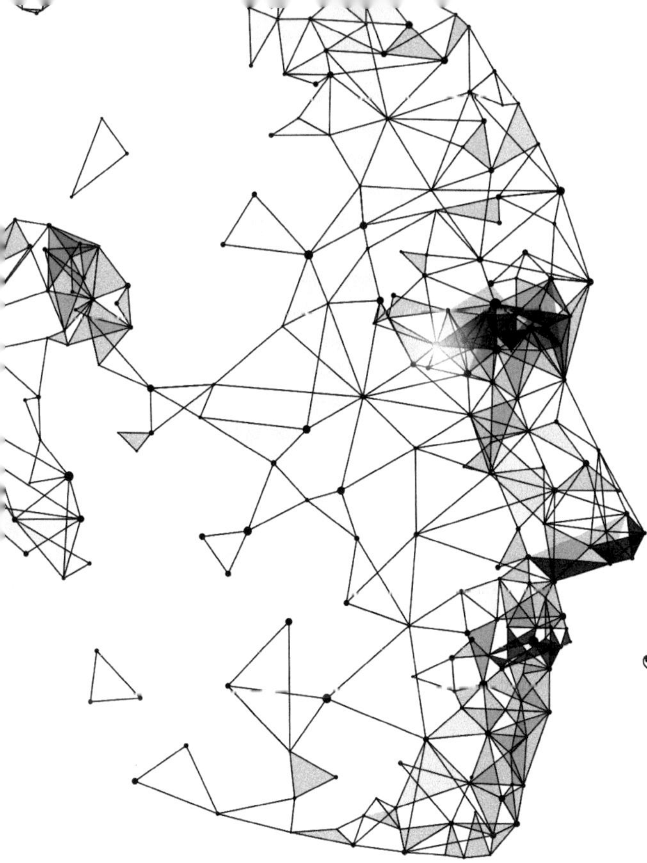

AI
+
Healthcare

闵栋(主编) 王豫 徐岩 方林(编著)
배준현·서대윤·배규현·장몽택·방기위·요금격·짱신단·곽효범 옮김

AI 헬스케어

三 英 社

역자 서언

최근 100세 수명 시대에 맞추어 개인의 건강이 많은 주목을 받고 있다. 인간의 수명 연장과 더불어 헬스케어 분야는 21세기 주목받는 시장으로 급성장하고 있다. 특히 4차산업 시대에 맞추어 인공지능은 의학 기술의 발달로 수많은 헬스케어 분야에서 방대한 빅데이터가 존재함에 따라 이에 맞는 인공지능 접근 방식이 필요한 실정이다.

헬스케어 분야에서는 의학 영상 보조 진단, 임상 결정 지원, 질환 예측 가능한 유전자 검사, 의료용 로봇, 신약 개발 등 인공지능 접목 기술이 효과적인 것으로 나타났다. 하지만 이러한 효과적인 인공지능의 발전에도 불구하고 AI 헬스케어 분야의 수요와 이에 맞는 서비스 수요를 감당하지 못하고 있다. 또한 전세계적으로 고령화 문제와 만성질환의 발병률이 높고 적절한 의료서비스 지원이 부족한 실정이다. 이와는 반대로 인공지능은 보건의료 분야에서 높은 효과성과 양질의 의료서비스 제공 가능성을 보였다.

따라서 본서는 인공지능이 헬스케어 분야에서 적용 가능한 기술, 헬스케어 산업 현장 등 다양한 분야에서 어떻게 적용되는지를 구체적으로 설명하였다.

본서가 출판되기까지 도움을 주신 삼영사의 고성익 사장님과 편집부 여러분께 감사드리며, 또한 본서의 번역 및 감수를 같이 해온 공동번역자에게도 감사의 마음을 전한다.

본서는 번역시 다소 미흡한 점이 많으리라 생각한다. 앞으로 관련 분야의 자료와 전문가의 조언 등을 통해 수정, 보완해 나갈 것이다.

2022년 9월
역자 일동

차 례

차 례

contents

차 례

CHAPTER 1

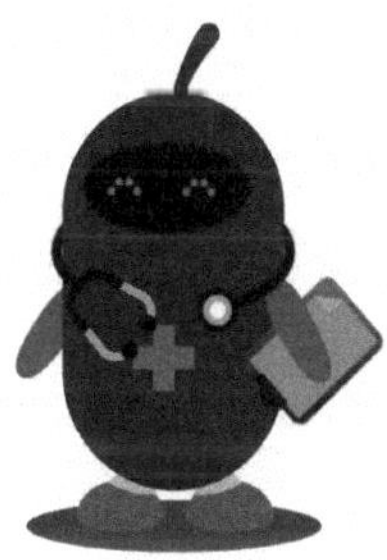

인공지능(AI) 헬스케어 산업

Chapter

1 인공지능(AI) 헬스케어 산업

1.1 인공지능(AI) + 헬스케어 산업 발전의 배경

인공지능(AI)+헬스케어는 의약·위생업계에 있어서 정보통신기술과 합쳐서 발전되있고, 헬스케이 업계 발전의 중요한 방향이 될 것이다. 인구 고령화, 의료자원 배치의 구조적 불균형, 인공지능 기술의 급속한 발전 등의 이유는 인공지능(AI)+헬스케어를 더 넓은 발전의 거시환경 공간으로 발전시킬 수 있는 중요한 배경이 된다. 미래에는 인공지능 기술의 급속한 발전, 신제품 개발의 가속화, 기업의 경영 역량과 혁신 능력이 끊임없는 증가를 통해 인공지능(AI)+헬스케어 중심으로 발전할 것이다.

1.1.1 산업 핵심이 새로운 수요를 불러일으킴

헬스케어는 인간의 가장 근본적인 욕구 중 하나이다. 건강 서비스업은 국민의 심신 건강을 돌보고 장려하는 것이 목표이며, 주로 의료 서비스, 건강관리를 장려하는 서비스를 포함한다. 약품, 의료기기, 보건용품, 건강식품, 헬스 제품 등 산업과 관련하여 광범위하게 산업의 가치사슬이 길다. 의료 서비스업은 환사에 대한 진단·치료·방역·접생·출산계획 서비스, 의약품·의료 기구·입원·식사 제공 등 건강서비스업의 중요한 부분을 말한다. 하지만 현재 핵심적 문제는 헬스케어 서비스 능력이 점점 높아지는 국민의 기대를 서비스 수요가 채워주지 못하고 있다는 것이다.

헬스케어 서비스 수요는 계속해서 빠르게 증가하고 있다.

첫째, 인구 고령화 또한 가속화되고 있다는 점이다. 국제적으로 60세 이상 노인인구가 인구의 10%이거나 65세 이상 노인인구가 7%를 차지하면 그 나라나 지역은 고령화 사회라고 한다. 세계은행 통계에 따르면 중국은 2년 사이 65세 이상 인구가 7.01%를 차지하여 고령화 사회가 되었고, 2010년에는 65세 이상 인구가 전체 인구의 14%를 넘어섰다. 또한 2035년 이후에는 유럽의 여러 국가와 함께 65세 이상 인구가 전체 인구의 20%를 넘으며 초고령화 사회가 되리라 전망했다.

둘째, 만성병이 퍼진 건강이 일상이 된 것이다. 심장병, 고혈압, 당뇨병 등 만성질환이 증가하고 있다. 국가위생 건강위원회의 최근 통계에서는 중국의 만성질환자는 이미 2.6억 명을 넘었으며, 만성질환의 질병 부담은 전체의 70%에 육박하였고, 만성질환으로 인한 사망자 수는 전체 사망자의 85% 정도를 차지하고 있다.

셋째, 공급에서 보면 의료자원의 수는 많이 부족하다. 중국의 의료자원 수는 부족한데 인구가 많아 자원이 크게 부족한 상황이다. 세계은행의 최근 데이터 통계에 따르면 중국의 인구 천 명당 의사와 간호사 수는 1.9명으로 낮으며, 고소득 국가와의 격차에서 보면 더욱 크다(인구 천 명당 의사 수는 1명, 간호사 수는 6.7명). '2016 중국 위생 및 산아제한 통계연감'에 따르면 전국적으로 76억 명이 넘는 사람들이 외래 진료를 받으며, 각종 병원, 기초보건 기관 등을 포함하여 1인당 평균 5.6회 진료받고 있다.

넷째, 자원 불균형이다. 양질의 의료자원이 대도시로 집중되어 있다. '2015 중국 위생 및 산아 계획 통계연감'에 따르면 중국 삼갑병원의 46%가 동부지역에 있고 그에 비해 서부지역의 삼갑병원은 23%에 불과하다. 『중국 병원 경쟁력 보고서(2016)』에 따르년 중국의 양질 병원은 동부 연안에, 최고급 병원은 베이징・상하이・광저우에 집중되어 있으며, 그 중 베이징이 17개로 보유량 1위를 차지했다. 일선 도시에 환자가 몰리고, 핵심 병원에서는 사람이 붐비면서, 의사들은 업무가 과부화 되어 의료계에서는 긴장이 높아지고 있다.

다섯째, 수급 불균형이다. 의료자원이 종합병원으로 집중되면서 수급 갈등이 고조되고 있다. '급위병・난치병・인재양성'으로 지정된 큰 병원은 모든 질병을 다 받고 있지만, 일반 병원과 1차 의료기관은 자원이 낭비되고 있다. 첫 진료를 동네 의원, 유명 공립병원 53%, 특수진료나 전문가 병원 43%로 나타났다. 전국적으로 10분의 6 가까이 방치된 1차 의료 장비와 95만 병상이 사용되어야 할 것으로 추산되는 등 양질의 의료기관과 비핵심 의료기관의 수급 불균형이 심화되고 있다.

현 상황에서 인공지능(AI)+헬스케어를 대대적으로 추진하여 헬스케어 산업에 새로운 기회와 방향성을 부여하고, 인공지능의 적용으로 발전된 공급과 정보를 자유롭게 공유하며 헬스케어 서비스 역량과 혜택을 대폭 향상할 것이다.

1.1.2 기술 돌파와 새로운 수단

AI라는 개념은 20세기에 이미 등장했지만, 당시에는 소프트・하드웨어 여건이 개발되지 못하고 데이터가 부족해 AI가 널리 활용되지 못했다. 오늘날 컴퓨팅 능력, 알고리즘 모델, 데이터 자원 등 기초 기술 조건이 개발되면서 인공지능이 다양한 분야에 적용되기 시작했다.

컴퓨팅 능력은 그래픽처리장치(GPU)가 중앙처리장치(CPU)를 훨씬 뛰어넘는 병렬 컴퓨팅 능력을 자랑한다. CPU는 프로세서의 계산 방식이 다르므로 운영체제와 응용프로그램에 대한 범용 컴퓨팅 작업을 잘 처리하고 디스플레이와 관련된 데이터 처리를 잘한다. CPU 계산은 x86 명령어 집합 기반의 직렬 아키텍처를 사용하므로 계산 작업을 빠르게 수행하는 데 적합하다. CPU는 다중 커널 처리 병렬 컴퓨팅을 하고 있어 3D 이미지 중 수백만 화소를 처리하기에 적합하다. 이 밖에 현장 프로그래머블 게이트 AITay(FPGA Field Programmable Gate AITay)도 AI 분야에 많이 활용되고 있다.

FPGA는 PAL, GAL, CPLD와 같은 프로그래머블 논리 소자에서 한 단계 더 발전한 결과물이다. 전용 집적회로 분야의 한 종류인 반정제로 나온 것으로, 풀 정제의 부족함을 해결하면서 기존 프로그래머블 로직 디바이스의 게이트 회로 수 제한이라는 단점을 극복한 것이다. 한편, FPGA는 CPU보다 더 강력한 조절 제어 능력을 갖춘 프로그램 재구성이 가능한 하드웨어이다. 또한 증가하는 게이트 회로 자원과 메모리 대역폭은 더 큰 무한한 공간을 갖게 한다.

심층 신경망은 여러 개의 숨은 층을 포함하고 있으며, 대량의 뉴런 간 연계 컴퓨팅은 높은 병렬성을 가지고 있다. 대규모 병렬 컴퓨팅을 뒷받침하는 FPGA와 GPIJ 아키텍처를 갖추고 현 단계에서 딥러닝의 주요 하드웨어 플랫폼이 되었다. FPGA와 CPU 아키텍처는 응용 특성에 맞게 컴퓨팅과 스토리지의 구조를 맞춤화하면서 알고리즘의 미세 조정과 최적화를 쉽게 하여 하드웨어와 알고리즘의 최적 매칭을 구현해 높은 성능 소비전력비를 얻을 수 있다.

알고리즘 모델에 있어서 딥러닝은 현재 연구되고 적용되는 핫이슈 알고리즘이자 인공지능의 중요한 분야이다. 딥러닝은 다중 계층 모델 구축과 웨이트 트레이닝 데이터 학습을 통해 데이터의 유용한 특징을 얻을 수 있다. 데이터 마이닝을 통한 방대한 데이터 처리로 데이터 특징을 자동으로 학습하며, 특히 적은 양의 표시되지 않은 데이터가 포함된 빅 데이터 셋에 적용된다. 딥러닝은 계층 구조의 네트워크로 특징을 단계별로 변환하고 샘플의 특징 표시를 하나의 새로운 특징 공간으로 변화함으로써 분류나 예측이 쉬워졌다. 딥러닝 구동 영상 인식 정밀도가 크게 향상됐다.

2012년에는 이미지넷(ImageNet)에 딥러닝 모델을 처음 적용해 오류율을 16.4%로 낮춰 우승했다. 2015년 마이크로소프트사는 딥러닝 네트워크를 통해 이미지 인식 오류율을 3.57%로 낮췄고, 사람 눈의 인식 오류율은 약 5.1%인데 딥러닝 모델의 인식 능력이 사람 눈을 넘어섰다. Hinton이 DBN(딥러닝 네트워크)을 제안한 이후 딥러닝의 발전은 빠른 반복 주기를 거쳤으며, 이 중 컨벌루션 신경망(CNN, Convolutional Neural Network)은 현재 이미지 인식 분야에서 가장 널리 적용되는 알고리즘 모델이 되었다.

컨벌루션 신경망(CNN)을 이용한 이미지 이해 과정에서 이미지는 픽셀 행렬 형태로 원시적인 수치이며, 1차 신경망의 학습 기능은 특정 방향과 형상의 가장자리 유무, 그리고 이 가장자리의 위치를 검출하고, 2차 층은 종종 가장자리의 특정 레이아웃을 검출하여 가장자리 위치의 미세한 변화를 무시하는 반면, 3차 층은 특정 가장자리 레이아웃을 실제 물체의 어떤 부분으로 결합할 수 있으며, 후속 레이아웃은 완전 연결 레이아웃을 통해 이루어진다. CNN은 현재 병변 검사와 특정 질환의 조기 선별을 위해 헬스케어 업계 특히 의료 영상 보조 진단에 광범위하게 활용되고 있다.

데이터 자원의 경우 의료와 건강한 노후 데이터가 발생하는 장면이 많은데 크게 네 가지로 나눌 수 있다. 의료기관에서는 매년 방대한 양의 데이터가 생기는데 일반 의료기관에서는 연마다 20TB의 관련 데이터가 생긴다. 개별 대규모 병원의 연간 의료 데이터는 PB급에 이른다.

데이터의 종류별로 보면, 첫째, 의료기관 데이터는 서비스 결제 데이터, 행정 관리 데이터뿐만 아니라 외래 진료·입원·영상학·투약·수술 기록, 의료 보험 데이터, 유전자 및 임상시험 데이터 등 많은 복잡한 외래 데이터를 다루고 있다.

대량의 유전자 데이터, 임상시험 데이터의 축적은 질병과 유전자 사이의 대응관계에 대한 인간의 인식을 심화시키고 환자 개체에 대한 정밀 의료와 원격 의료가 가능하게 한다.

또 하나는 환자 관련 데이터이다. 환자 자신의 원외에서의 행동과 감각에 의한 데이터는 주로 웨어러블 기기, 각종 온라인 의료 플랫폼에서 수집된 데이터, 건강관리 데이터, 사이버 행동 데이터(예 : 접수 문진, 인터넷 약 구매, 건강관리, 의료 환우 교류 등) 등이다.

마지막은 의료보험 및 지급 데이터이다. 모든 비용 지급처와 관련된 심사/청구 기록으로, 주로 환자의 지급 기록, 청구 기록, 의약 유통 기록 등을 포함한다. 각종 헬스케어 데이터의 상호작용은 개인의 완전한 생애 주기를 형성하는 헬스케어 빅데이터를 형성하며, 헬스케어 산업에서의 인공지능 기술의 응용을 뒷받침한다.

1.1.3 새로운 정책 환경

최근 몇 년간 세계적으로 인공지능의 관심이 높아지고 발전 속도가 가팔라지면서 이미 각국의 전략적 포석 중점이 되었다. 중국, 미국, 일본, 영국 등과 유럽연합(EU)이 인공지능 관련 전략과 정책, 계획을 잇달아 내놓으며 뜨겁게 대응하고 있다.

미국은 2016년 '인공지능의 미래를 위한 준비', '국가 인공지능 연구・개발 전략 계획', '인공지능・자동화・경제 보고서' 등 3대 보고서를 발표하며, AI가 국가개발에서 전략적 위상이 높아지고 있다. EU에서는 2013년 10년간 12억 유로를 들여 인간 두뇌 프로그램을 내놨다. 인간 두뇌 계획은 컴퓨터 기술의 발전 방향을 어느 정도 결정해 사물인터넷과 인공지능 분야에 더 많은 가능성을 열어두고 EU의 경제와 사회에 큰 영향을 미치고 있다.

최근 중국의 각 관련 정부 부처는 인재 양성, 기술 혁신, 표준 규제, 산업 융합, 제품 정착 등 여러 가지 정책을 발표하였다. 2016년 국무원 판공청은 '건강 의료 빅데이터 활용 발전 촉진 및 규범에 관한 국무원 판공청의 지도 의견'을 발표하며 "건강 의료 관련 인공지능 기술, 바이오 3차원(3D) 프린팅 기술, 의료용 로봇, 대형 의료기기, 건강과 재활 보조 기기, 웨어러블 기기 및 관련 초소형 센서 소자 개발을 지원한다"라고 명시하였다.

2016년 국가 발전개혁위, 과기부, 공업정보화부, 중앙망신청은 공동으로 '인터넷+인공지능 3년 행동 실행방안'을 발표하고 "제조, 교육, 환경, 교통, 상업, 건강 의료, 사이버 안전, 사회 거버넌스 등 중요한 분야에서 인공지능 활용 시범에 나설 수 있도록 지원한다"라고 명시했다.

2017년 산업정보화부는 '차세대 인공지능 산업 발전 촉진 3년 행동 계획(2018년~2020년)'을 발표하고 '의료 영상 보조 진단 시스템'을 중점적으로 발전시켰다. 의학영상 데이터 수집을 표준화하여 추진하고, 뇌, 폐, 눈, 뼈, 심 뇌혈관 등 대표적인 질환 분야의 의학 영상 보조 진단 기술 개발을 지원해 의료 영상 보조 진단 시스템의 제품화 및 임상 보조 적용을 가속한다.

1.2 인공지능이 할 수 있는 일

1.2.1 헬스케어 정보화의 기술 진화사

헬스케어 정보화의 기술 진화는 3단계로 나눌 수 있다.

첫 번째, 의료 정보화 단계로 컴퓨터, 초고속인터넷 등의 기술을 통한 병원 정보 공유와 지역의료 정보 공유.

두 번째, 웨어러블 기기, 4G 네트워크, 클라우드 컴퓨팅, 빅데이터 등의 기술로 온라인 도류, 문진을 주요 모델로 하는 인터넷 의료나 병원 내 융합 의료의 전 프로세스 이동.

세 번째, 스마트 의료 단계로 인공지능 기술이 인간 헬스케어의 전 단계를 융합하여 의료 로봇, 가상현실을 기반으로 한다.

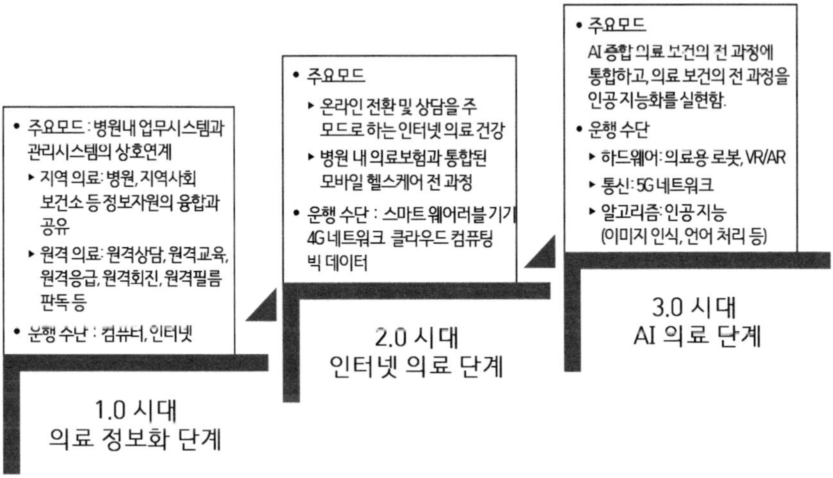

[그림 1-1] 의료건강 정보화의 기술

의료 정보화가 인터넷 의료에서 스마트 의료로 넘어가는 단계인 지금, 스마트 의료 시대의 서광이 밝았다.

스마트 의료 단계에서는 인공지능 기술이 사람을 진찰하는 모든 단계를 헬스케어 전 과정으로 융합하고 있다. 진찰 전 단계에서는 질병 예방과 건강관리, 진찰 중 단계에서는 보조 진단, 임상 보조 의사결정, 보조 치료 등에, 진찰 후 단계에서는 재활 보조 등에 주로 활용되고 있다. 아울러 인공지능 기술도 바이오의약품 스마트 제조와 깊이 접목되어 바이오 의약품 증새 세포(3D 프린팅), 의료 장비 전 생애 주기 관리, 약물 개발 등의 분야에 적용되고 있다.

1.2.2 진료 전 : 질병 예방 및 건강관리

대부분 질병은 예방할 수 있지만, 보통 발병 전 특징이 뚜렷하지 않아 병세가 심해질 때 발견된다. 의사는 도구를 빌려 질병 보조 예측을 할 수 있지만 인체의 복잡성, 질병의 다양성은 예측의 정확도를 좌우한다. 인공지능 기술과 헬스케어 웨어러블 기기의 결합은 만성질환과 건강관리를 뒷받침하고 질병의 위험 예측과 실제 개입을 가능하게 한다. 데이터 수집과 분석을 통해 의사는 환자의 상태를 더 정확하게 진찰할 수 있고, 컴퓨터 원격 감호를 통해 만성질환을 관리할 수 있다. 원격 모니터링 시스템에서 발생하는 데이터 분석을 통해 환자가 원인을 찾고 잠재적인 위험을 발견하여 예방과 조기 치료를 할 수 있도록 도와준다.

예를 들어 심혈관질환의 경우 발병하기 전에 고지혈증, 비만, 고혈압, 당뇨병 등의 증상이 동반되는데, 관련 증상을 즉시 감지하고 잘못된 생활 습관(다이어트, 흡연 등)을 바꾸어 심혈관질환을 잘 통제할 수 있다. 또한, 많은 질병이 완전히 회복될 때까지 상황이 반복되며, 환자가 퇴원하였다가 재입원을 하는 경우가 흔한데, 웨어러블 스마트 의료기기를 통해 환자의 후속 상황을 지속해서 추적할 수 있다. 의사는 약물의 효능을 동적으로 평가하고 환자의 재활 진행 상황을 즉시 추적하여 잠재적인 위험 요소를 발견할 수 있다.

1.2.3 진료 전 : 유전자 서열 측정

유전자 서열 측정은 임상에서 유전병 진단, 산전 선별검사, 종양 예측 및 치료 등에 활용할 수 있는 새로운 유전자 검사 기술이다. 단일 인간 게놈은 30억 개의 염기쌍을 갖고 있으며, 약 2만 3,000개의 기능성을 가진 유전자를 부호화해 해량 데이터에서 유효한 정보를 추출한다. 현재 하이패스 시퀀스 기술의 연산은 주로 디코딩과 기록으로 유전자 해독이 어렵기 때문에 유전자 시퀀스로부터 도출되는 유효한 정보는 매우 제한적이다. 빅데이터와 인공지능 기술로 현재의 병을 돌파할 수 있다. 초기 수학모델을 만들어 건강한 사람의 유전체 서열과 RNA 서열 가이드 모델을 훈련해 건강한 사람의 RNA 커팅 패턴을 배울 수 있도록 한다. 이후 다른 분자생물학적 방법을 통해 훈련된 모델을 수정하고, 마지막으로 사례 데이터를 대조해 모델의 정확성을 검증한다.

1.2.4 진료 중 : 의학 영상 보조 진단

의료 영상 데이터는 의료 데이터의 중요한 부분으로 90% 이상 초과하는 의료 데이터가 영상 데이터이다. 데이터를 생성하는 장비로는 CT, 엑스레이, MRI, PET 등 의료 영상 데이터가 포함되지만, 의학 영상에 대한 진단은 주로 주관적 분석에 의존한다. 인공 분석은 경험으로만 판단할 수 있어 오심이 발생하기 쉽다.

중화 의학회 자료에 따르면 중국 임상 의료의 연간 오진 수는 약 5,700만 명으로 전체 오진율은 27.8%, 장기 이위 오진율은 60%, 악성종양 평균 오진율은 40%에 달한다. 방사선사의 경우, 환자의 촬영 과정에 몇백에서 몇천 장의 조직이 발생한다. 과중한 업무량에 피로한 작업으로 쉽게 오진을 초래한다. 병리의사의 경우 경험에 의존하여 많은 세포에서 암으로 변하는 세포를 찾기가 어렵다. 오진 현상이 종종 발생한다.

인공지능 기술과 의료 영상 데이터의 결합은 이런 문제를 완화할 것으로 기대된다. 의학 영상 보조 진단 적용은 주로 컴퓨터 비전 기술을 통한 의료 영상의 빠른 판독과 스마트 진단을 의미한다. 인공지능의 의학 영상 적용은 크게 영상인식 기술을 통해 의학 영상을 분석해 효과적인 정보를 얻는 감지 데이터와 학습·훈련 코스를 통해 딥러닝 해량의 영상 데이터와 임상 진단 데이터를 통해 끊임없이 모델을 훈련해 진단 능력을 습득하도록 하는 두 가지로 나뉜다.

현재 빅데이터 및 인공지능 기술을 의료 영상 진단에 적용하면 폐암 검진, 당망 안전 검사, 식도암 검사, 일부 질환에 대한 핵의학 검사, 병리 검사 등이 포함돼 있다.

1.2.5 진료 중 : 의사결정의 보조

임상에서도 난치병은 전문가의 경험이 부족해 정확한 진단과 치료가 어려울 때가 많다. 임상 의사결정 지원 시스템은 방대한 양의 문헌 학습과 끊임없는 오류 수정을 통해 가장 정확한 진단과 최선의 치료를 할 수 있다.

빅데이터 분석 기술이 임상 의사결정 지원 시스템을 스마트하게 만드는 것은 갈수록 비정형 데이터에 대한 분석 능력이 강화되고 있기 때문이다. 의료 문헌 데이터를 발굴해 의료 전문가 데이터베이스를 만들어 의사에게 진료 권고를 하는 식이다. 또 임상 의사결정 지원 시스템은 의료 절차의 대부분을 간병인과 보조 의사에게 흐르게 해 시간이 오래 걸리는 간단한 상담 업무에서 벗어나 치료의 효율성을 높일 수 있다.

IBM으로 대표되는 임상 의사결정 시스템은 개발 초기 분진용 작업이었다. 오늘날 의료 문헌이나 전문가 데이터베이스를 구축함으로써 Watson은 치료 효과와 관련된 임상, 병리 및 유전자 등의 특성에 근거하여 의사에게 표준화된 임상 경로 및 개인화 치료를 제안함으로써, 의사들의 업무능률과 진료의 질을 향상할 수 있을 뿐만 아니라, 나쁜 반응과 치료의 차질을 줄일 수 있다. 미국 메트로폴리탄 소아청소년과 중환자실 연구에서 임상 의사결정 지원 시스템은 약품 불량 40%를 피하였다. 영국의 나이스(NICE), 독일 IQWiG 등 세계 각지의 많은 의료기관이 비교 효과 연구(CER) 프로젝트를 시작해 초기 성공을 거뒀다.

1.2.6 진료 중 : 의료용 로봇

최근 몇 년 동안 로봇은 산업 분야뿐만 아니라 의료 시스템에서도 이미 광범위하게 응용을 하고 있다. 현재 의료용 로봇은 주로 외과수술 로봇, 재활 로봇, 간호 로봇, 조제 로봇 등을 포함하고 있는데, 외과수술 로봇은 현재 활용 범위가 가장 넓고 유망한 의료용 로봇이다.

고정밀 공간 정착력, 빠른 계산력, 3D 디지털 의료 영상기술을 접목하여 외과수술 로봇은 기존의 외과수술에서 정확도 저하, 과다한 수술 시간, 의사의 피로, 3차원 정밀 시야 결핍 등을 극복할 수 있으며, 이미 일반외과(맹장 절제술, 위조 구술, 유방절제술 등), 간담외과(담낭절제술, 간문공장기수술, 담총필조구술)에 있다. 현재 가장 널리 활용되고 있는 나빈치 수술 로봇은 이미 전 세계에서 3,000여 대가 판매되었으며, 의료용 로봇 수술 건수는 2005년 2만 건에서 2016년 65만 건으로 늘었다.

1.2.7 진료 후 : 재활 보조

재활 보조 기구란 인체의 기능과 보조적 치료, 장애 예방을 위한 개선·보상·대체 제품으로 교정기·의족·개인 이동 보조기구·외골격 복귀 로봇 등이며, 장애인·노인·부상자 등이 대상이다. 재활 보조 기구는 가상현실·증강현실, 유연 제어, 다중 정보융합, 운동 정보 디코딩, 외부 환경 감지 등 인공지능 신기술과 결합해 스마트 의족, 스마트 교정기, 외고정교정계통, 신형전자후두, 스마트케어 로봇, 외골격 조행 로봇, 스마트먹이 시스템, 멀티모드 재활 휠체어, 스마트 재활 로봇, 가상현실 재활, 신체 조화 동작시스템, 스마트 체외 정밀반발 등 새로운 재활보조기구 발전을 극대화한다.

1.2.8 바이오 의약품

약물 개발은 표적선별, 약물 발굴, 임상시험, 약물 최적화 단계를 거쳐야 한다. 전통적인 수단을 이용한 약물 개발은 많은 양의 모의 테스트를 해야 하므로 약물 개발 과정의 주기가 길고 비용도 많이 든다. 제약사가 신약 한 개를 개발성공하기까지는 평균 10억 달러 및 10년 정도가 소요된다. 기존 HTS과정을 대체하거나 보강해 잠재적인 약물의 선별 속도와 성공률을 높이기 위해 AI를 활용한 가상 선별 기술을 개발하려는 시도다. 기계학습과 자연어 처리 기술을 통해 의학 문헌, 논문, 특허, 유전체 데이터에 담긴 정보를 분석해 그에 맞는 후보물질을 찾아내고 특정 질환에 효과적인 화합물을 선별해 연구개발 기간과 비용을 대폭 줄일 수 있다.

1.3 인공지능(AI)+의료건강 기술 산업체계

1.3.1 인공지능(AI)+의료건강 기술 체계

인공지능(AI)+헬스케어 기술은 기초층과 핵심 기술층으로 나눌 수 있다. 기초 계층은 컴퓨팅 능력, 데이터 자원, 알고리즘 모델로 인공지능을 지지한다. 컴퓨팅 능력은 클라우드 및 AI 칩(CPU, FPGA, ASIC, 클래스 뇌 칩) 등을 포함하여 연산을 담당하고, 데이터 자원은 다양한 출처의 의료와 건강한 노후 데이터를 포함하여 인공지능의 훈련 학습에 활용되며, 알고리즘 모델은 주로 딥러닝과 같은 알고리즘을 포함하여 다양한 인공지능+의료건강을 응용해 뒷받침하기 위해 사용된다.

핵심 기술층은 주로 감지 단계, 사고 단계, 행동 단계 감지 단계로 나눌 수 있다. 컴퓨터비전은 컴퓨터를 사용하여 인간의 시각 시스템을 모방한 과학으로 컴퓨터가 인간의 이미지와 이미지 시퀀스를 추출, 처리, 이해, 분석할 수 있는 능력을 갖추게 되며, 의학 영상 인식, 병리 보조 진단, 심전기 보조 진단 등에 널리 활용된다. 자연어 처리는 컴퓨터 과학 분야와 인공지능 분야에서 중요한 방향이다. 사람과 컴퓨터간 자연어로 효과적으로 통신할 수 있도록 다양한 이론과 방법을 연구하고 있으며, 주로 기계 번역, 기계 독서를 포함한다.

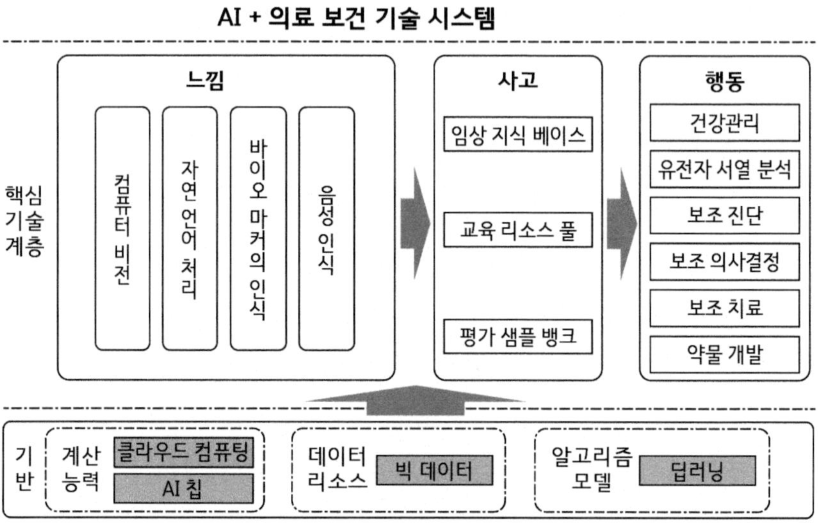

[그림 1-2] 인공지능 + 의료건강기술 체계

사고 단계는 컴퓨터가 인간의 어떤 사고 과정과 행동을 충분히 시뮬레이션해 분석한 데이터 정보에 관한 판단, 즉 감지된 정보에 관한 자기 학습, 정보검색, 논리적 판단, 의사결정을 하는 것이다. 임상 지식 라이브러리, 훈련 자원 라이브러리 등이 사고의 핵심으로, 의료기관이 업종 데이터를 합리적으로 개방하도록 유도하고, 의학 문헌 자료, 의학 영상, 디지털 병리 등의 데이터를 통합하여 의료 인공지능 훈련 자원 라이브러리와 표준 테스트 데이터 셋을 구축함으로써 인공지능+의료건강 제품에 대한 알고리즘 훈련, 제품 최적화, 표준 검증, 시험 인증 등을 뒷받침한다.

행동 단계는 전 처리와 판단의 결과를 몸짓과 매개 정보로 중역하여 인간과 기계물의 정보교류와 물리적 상호작용을 가능하게 하는 것이다. 행동 단계는 인공지능의 가장 직관적인 표현으로 시스템 전반의 지능 수준을 보여주며, 의료 건강 분야에서는 건강관리, 진단 보조, 수술 보조, 재활 보조 등으로 구체화되어 있다. 행동 고리는 기계·제어·감지 기술 등과 밀접하게 연관돼 있다.

1.3.2 인공지능(AI)+의료건강산업 생태계

인공지능(AI)+의료건강산업 생태계는 전통 의료보건 산업 생태, 인공지능 의료건강 서비스 생태, 인공지능(AI)+의료건강 기술 제품 생태계의 세 부분으로 나눌 수 있다. 전통적인 의료 보건업은 인공지능+의료건강의 수요처이자 사용처이며 데이터의 주요 제공처로 의료기관, 기초 보건 서비스 기관, 의료건강보험기관, 바이오의약품 업체 등 관련 주체가 주로 포함된다.

한편 의료 보건 산업의 수요와 통증은 인공지능(AI)+의료 건강의 서비스 발전과 기술 제품 혁신을 선도하고 있으며, 다른 한편, 의료 보건 업계 데이터는 인공지능(AI)+의료 건강 기업이 기술 제품 혁신을 진행하는 기초이기도 하다.

인공지능(AI)+의료건강 서비스 생태계는 주로 의학 영상 보조 진단, 병리 보조 진단, 임상 결정 지원, 스마트 헬스케어, 신약 개발 등 다양한 인공지능 서비스 제공 업체를 포함하고 있으며 의사의 오진·누락을 효과적으로 감소시켜 진단 효율을 극대화하고, 기초 의료 서비스 능력을 향상하며 신약 개발 속도를 높여 의료건강산업의 변화와 발전을 촉진할 수 있다.

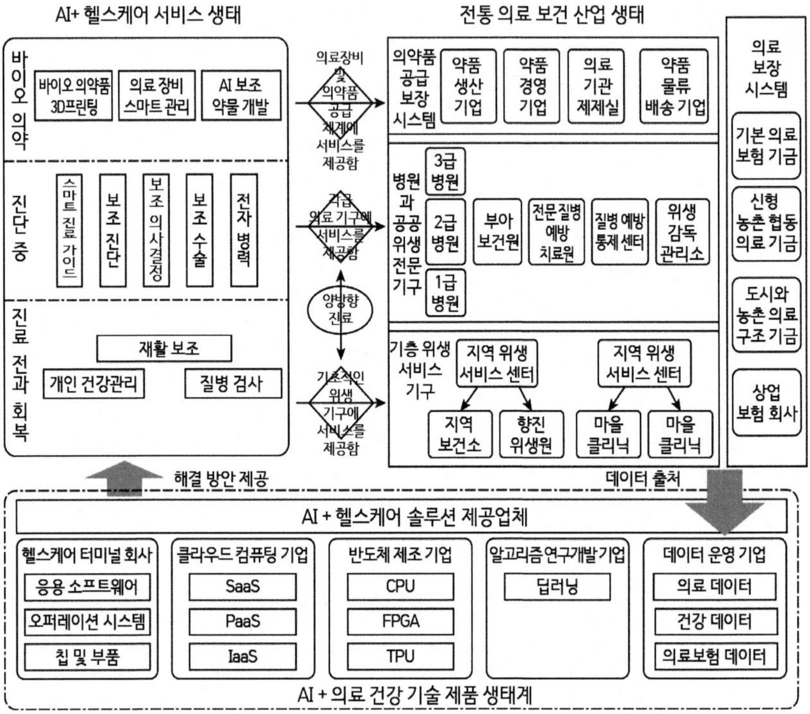

[그림 1-3] 인공지능 + 의료건강산업 생태

인공지능(AI)+헬스케어 기술 제품 생태계는 헬스케어 단말 기업, 클라우드 기업, 칩 제조업체, 알고리즘 개발업체, 데이터 운영업체, 솔루션 제공 업체 등이 주를 이루며, 이 중 솔루션 제공 업체는 기술 제품 생태계의 핵심이다. 솔루션 제공 업체는 인공지능+의료건강 관련 기술, 제품, 데이터를 통합하여 직접 납품할 수 있는 솔루션을 제공한다. 서비스 제공업자에게 제공하거나 의료기관, 의약 기업, 의료보험기관 등에 직접 제공한다.

1.3.3 인공지능(AI)+헬스케어 산업구조

2025년 인공지능 응용시장 총액은 1,270억 달러로 이 가운데 의료산업이 시장 규모의 5분의 1을 차지할 것으로 집계되었다. 투자 부문에서도 해외 유명 자문기관인 IDC사의 보고서에 따르면 2017년 전 세계 인공지능과 인지 컴퓨팅 분야에 대한 투자는 60% 급증한 125억 달러를 기록했으며, 2020년에는 460억 달러로 더 늘어날 것으로 전망된다. 이 가운데 인공지능+의료 업종에 대한 투자도 매년 증가하는 추세다. 2016년 총 거래 대수는 7.48억 달러, 90건으로 모두 사상 최대치를 기록하였다.

국내외 테크 기업 모두 인공지능 기술의 의료 분야 레이아웃과 응용을 중시한다. IBM은 2006년 왓슨 프로젝트를 시작해 2014년 10억 달러를 들여 왓슨 사업그룹을 설립하였다. 왓슨은 자연어 처리와 기계학습을 통해 비정형 데이터로부터 데이터 법칙을 통찰하는 기술 플랫폼이다. 곳곳에 흩어져 있는 지식의 단편들을 연결해 추리, 분석, 비교 요약 및 토론, 깊은 통찰과 의사결정의 증거를 얻는다. 20년 '왓슨 헬스(Watson Health)'가 설립되어 인지 주산 시스템을 이용한 헬스케어 산업 솔루션 제공에 집중하였다. 왓슨은 암 센터와 협업을 통해 대량의 임상 지식, 유전체 데이터, 병력 정보, 의학 문헌을 딥러닝하고 증거 기반 임상 보조 의사결정 지원 시스템을 구축하였다. 현재 종양, 심혈관질환, 당뇨병 등의 분야에서 진단과 치료에 활용되고 있으며, 2016년 중국 시장에 진출하여 국내 많은 병원에 보급되었다.

왓슨의 의료 산업에서의 성공적인 적용은 인지형 의료 시대의 도래를 알리는 것으로, 이 솔루션은 진단의 정확도와 효율성을 높일 뿐만 아니라 개인화된 암 치료 솔루션을 제공할 수 있다. 이 밖에 구글, 마이크로소프트 등도 AI+의료를 배치하고 있다. 2014년 구글이 딥마인드를 인수해 유명 인공지능 프로그램 알파고를 개발한 것은 기반 기술 측면에서 구글의 오픈소스 플랫폼 텐서플로우는 오늘날 가장 널리 활용되는 딥러닝 프레임워크다.

헬스케어 분야에서는 구글 산하 딥마인드 헬스와 영국의 국가 의료 서비스 체계인 NHS(National Health Service)가 협력하고 있으며 딥마인드 헬스는 NHS의 환자 데이터에 접근해 딥러닝을 통해 뇌 암 인식 모델을 훈련할 수 있다. 회사 MS는 인공지능 기술을 헬스케어 프로그램 '한오버(Hanover)'에 적용해 가장 효과적인 약물과 치료 방안을 찾는다.

이 밖에 마이크로소프트 연구원에는 의료건강에 관한 여러 연구 프로젝트가 있다. Biomedical Natural Language Processing 기계학습을 이용하여 의학 문헌과 전자 의무기록에서 유효한 정보를 발굴하고, 환자의 유전자 정보를 결합하여 의사의 진료를 보조하는 추천 의사결정 시스템을 개발한다.

국내 과학기술 공룡들도 너도나도 의료 인공지능 분야에 포진하기 시작하였다. 각 회사는 대량의 자금과 자원을 투자하지만, 각자의 발전 중점과 전략은 같지 않다. 예를 들어 알리 헬스는 클라우드 플랫폼을 기반으로 자율 머신러닝 PAI 2.0 플랫폼과 결합하여 튼튼하고 완벽한 기반 기술을 구축하였다. 한편 알리 헬스는 저장대 의대 부속 제1병원, 저장대 의대 부속 제2병원, 상하이교통대 의대 부속 신화병원 등 병원과 제3의 의학 영상 센터와 파트너십을 맺고 의학영상 스마트 진단 플랫폼을 중점적으로 구축해 3차원 영상 재건, 원격 지능 진단 등의 서비스를 제공하고 있다.

이 밖에 알리 클라우드는 인텔, 제로 크립톤 테크놀로지 등과 함께 덴지 메디컬 AI 대회를 개최하였다. 이 대회는 세계 1위 악성종양인 폐암을 대상으로 폐 소결절 병변에 대한 스마트 인식·진단을 과제로 폐암 조기 영상진단에 빅데이터와 인공지능(AI) 기술을 적용하는 탐색을 펼친다.

텐센트는 인공지능 분야에서 기초연구, 제품 연구개발, 투자와 인큐베이팅 등 다양한 분야를 아우른다. 텐센트는 2016년 인공지능 랩(AI Lab)을 설립해 AI 기술의 기초 연구와 응용 탐구에 집중하고 있다. 2017년 11월 '2017 텐센트 글로벌 파트너 컨퍼런스'에서 텐센트는 AI 기술을 개방하고 자본 기관을 결합해 의료 AI 스타트업을 육성하기 위한 자체 'AI 에코플랜'을 발표하였다.

텐센트는 2017년 4월 카본 클라우드 스마트에 1억 5,000만 달러를 투자하였다. 카본 클라우드 인텔리전스는 왕쥔(王俊) 원화대 유전자 CEO가 주도해 인공지능의 커널 모델을 만들고 건강 위험 조기경보, 정밀 진료, 개인화 의료에 주력한다. 제품 연구 개발에서 텐센트는 2017년 8월, 자신의 첫 의학 분야에 응용한 AI 제품을 하나같이 텐센트 그림자를 내놓았다. 텐센트 멱영은 영상인식, 딥러닝 등 앞선 기술과 의학적 크로스오버를 융합해 식도암에 대한 의사의 선별검사를 보조할 수 있어 선별의 정확도를 높이고 정확한 치료를 촉진하였다. 텐센트는 식도암 외에도 폐암, 당뇨병성 망막 병증, 유방암 등의 조기 선별을 지원할 예정이다.

국제적으로 권위 있는 폐 결절 검사 대회인 루나에서 중국 기업 참가팀인 알리위 ET와 코빅스 모두 우수한 성적을 거뒀다. 코빅스 의학 영상팀은 리콜률 92.3%로 세계 기록을 갈아치웠다. 리콜률은 발견에 성공한 결절 수가 샘플 데이터 중 절결의 총수 비율을 뜻한다. 회전율은 진단의 정확도를 측정하는 중요한 지표이다. 리콜률이 낮다는 것은 환자의 중요한 의료 정보를 누락했다는 것을 의미한다. 따라서 iFLYTEK는 다척도, 다모형 통합학습의 방법을 사용하여 리콜률을 현저하게 높였고, 동시에 위양성에서 오는 의사의 중복 검사 문제에 대해, 결절 분할과 특징도 융합의 전략을 혁신적으로 사용하여 개선하였다. 진단 효율 측면에서도 코빅스팀은 3D CNN 모델을 적용해 특징도를 산출하고 함께 검사하며, 예행연습을 통해 검사 효율을 대폭 높여 CT의 초급 처리를 구현하였다.

CHAPTER

2

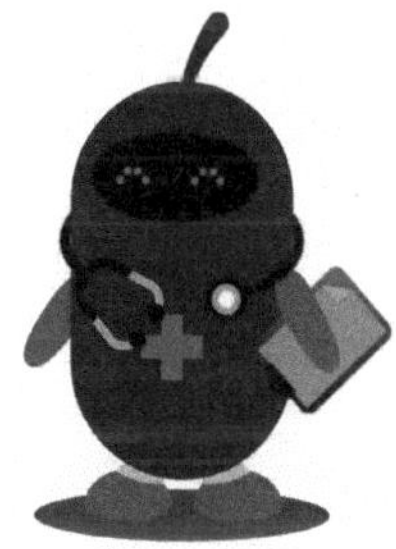

의학 영상 인식, 컴퓨터 보조 의사 "보기"

Chapter 2 의학 영상 인식, 컴퓨터 보조 의사 "보기"

2.1 응용 장면

2.1.1 발전 전망

의학 영상은 인체의 전체 혹은 어느 한 부분에 대해 내부 조직 영상을 비침입적으로 취득하는 기술과 처리 과정을 말한다. 임상적으로 70%가 넘는 진단이 의학 영상에 의존하고 있다. 기술 발전으로 초음파, 병리, 내시경, CT(컴퓨터단층촬영), CR(컴퓨터단층촬영), MRI(자기공명 영상), 핵소 현상, PET-CT(양전자 방출 컴퓨터단층촬영), DSA(혈관 조영) 등으로 의학 영상 검사 수단이 다양해졌다.

인공지능이 의학 영상에 응용되어 주로 딥러닝을 통해 기계의 의학 영상 분석판단을 가능하게 하는 것으로 진단, 치료 작업을 돕는 보조도구의 일종으로, 의사가 영상 정보를 더욱 빠르게 획득할 수 있도록 정성량 분석을 도와주며, 의사가 보는 그림/읽기의 효율성을 높여주고, 숨은 병을 발견할 수 있도록 도와준다. 인공 지능은 영상 분류, 표적 검사, 영상 분할, 영상 검색 등을 통해 병소 인식 및 표시, 3차원 재건, 표적 자동 그리기, 자가 적응 방사선 치료 등의 기능을 수행하여 질병의 선별, 진단 및 치료 단계에 적용된다.

현재 의학 영상 보조 진단은 인공지능의 가장 중요한 잠재적 혁신 적용 중 하나로 꼽히고 있다.

첫째, 의학 영상 의사의 공백이 크기 때문이다. 중국의 경우 연간 약 30%의 의학 영상 데이터 증가율을 보이지만 영상의학과 의사는 4%에 불과해 영상 데이터 증가에 크게 미치지 못하고 있다. 의사 종사에도 오랜 기간 교육과 학습이 필요하다는 것은 영상의학과 의사들의 미래 영상 데이터 처리 압력이 갈수록 커져 큰 부하를 감당하기 어렵다는 것을 의미한다. 또 단계별 진료 정책 추진과 일선 의료 수요 방출에 따른 의학 영상 데이터는 더욱 빠르게 증가하고 이에 따른 방사선/병리과 의사 결핍은 더욱 심각해질 것으로 보인다.

둘째, 의학 영상 진단 오진율이 높고 비효율적이다. 의학 영상 데이터는 기본적으로 전문 인력의 인공 분석이 필요하다.

인공 분석의 단점도 명백하다.

첫째, 대량의 정신노동과 장시간 작업, 시력 피로 및 인위적인 시각 오차 발생,

둘째, 방대한 양의 영상 정보의 누진,

셋째, 의사 경험에 의한 감정, 계량화된 기준이 부족하여 오진율이 높으며 의사별로 판독 결과가 일치하지 않는 경우가 발생하기 쉽다. 미국은 연간 1,200만 명, 중국은 5,700만 명으로 집계됐다. 중화의학회의 한 오진 자료에 따르면 중국 임상 의료 총 오진율은 상호 8%로 악성종양 평균 오진율 40%, 장기이위 오진율 60%, 간 결핵·위 결핵 등 폐 외 결핵 평균 오진율 40% 이상으로 주로 1차 의료기관에서 발생하고 있다.

마지막으로 의학 영상 정보화는 저조한 편이다. 중국 병원협회 정보관리 전문위원회 자료에 따르면 20년 사이 병원 PACS 시스템(의학 영상저장 장치나 통신시스템) 구축 수준은 50~60% 수준이며 정보화가 늦어지고 의학 영상 데이터 공유도가 여전히 낮은 것으로 나타

났다.

결론적으로 인공지능 기술의 부진은 의학 영상 진단의 속도가 빠르고 영상 진단의 정확도를 높이며 영상과 의사의 '편람' 방식에 변화를 주는데 다음과 같다.

(1) 편람 방식이 바뀐다. 인공지능 응용으로 기계가 자동으로 시트를 초체・판단・병로 선정하는 등 의사가 최종 판단만 맡으면 된다.

(2) 영화 관람 속도를 변경한다. 인공지능은 자동으로 체를 빨리하고 병소를 고른다. 의사는 중요한 부위의 재판정만 맡아 의사에게 번거로운 첫 체질 과정을 많이 절약해 준다. 시간이 대폭 단축되어 효율이 높아진다.

(3) 정밀도를 변경한다. 인공지능은 안정성과 포괄적인 양면 특성을 갖추고 있으며, 작업 시간의 장단으로부터 자유롭고, 또한 조각 전역을 완전하게 관찰할 수 있으며, 빠르고 안정적으로 판단을 마치고, 마지막으로 전문의에 의해 중요한 부분을 재심사할 수 있다. 이에 따라 정확도가 이중으로 보장된다.

2.1.2 주요 응용 장면

현재 인공지능의 의학 영상 분야 활용 방향은 크게 이미지 사례 분류, 표적 또는 병으로 검출 분할의 두 가지이다.

(1) 이미지 사례 분류

사례 분류는 주로 한 장은 전형적이며, 여러 장의 사진을 분석해 그에 맞는 사례의 분류로 둥지를 튼다. 이러한 문제에서는 일반적으로 해당 작업의 사례에 대한 이미지 데이터의 양이 적다는 문제가 있으며, 이러한 문제를 처리할 때 컴퓨터 비전에서의 마이그레이션 학습 알고리즘이 사용된다. 이전 학습 알고리즘은 대부분 자연 이미지로 사전 훈련된 웹 모델을 사용하는데, 일반적으로 사전 훈련 모델을 특징 추출기로 사용하는 것과 사전 훈련 모델에서 의학 이미지 데이터를 미세 조정하는 두 가지 용법이 있다.

이 두 가지 용법은 모두 매우 효과적이고 광범위하게 활용되고 있지만, 일부 분류 문제에서는 모형이 수렴하기 어렵고 정확도가 높지 않은 경우, 심지어 정밀도조차 고전적인 인공 분석 알고리즘을 뛰어넘지 못하는 경우가 있다. 근본 원인은 역시 데이터양이 충분하지 않아 학습 알고리즘을 이전하는 과정에서 의합 현상이 나타났기 때문이다. 하지만 서로 다른 딥러닝 네트워크 알고리즘이 반복적으로 업데이트되고, 특히 미국 인셉션 V3 네트워크 아키텍처가 등장하면서 피부암 분류 검출 문제는 인간 전문가를 능가하는 성과를 거두고 있다. 모델이 수렴하기 어렵고 정확도가 높지 않은 폐해는 점차 해결되고 있다.

차세대 인공지능 기술은 초기 태동 단계에서 이미 의학적 이미지의 사례 분류에 적용되고 있다. 2013년 일본 학자들은 DBNs 네트워크와 SAEs 네트워크가 뇌에 적용하는 자기공명 영상 분류에 대해 발표하였다. 컴퓨터 시각에 CNNs가 보편적으로 적용되면서 이미지 분류 문제의 표준 배치는 합성 신경망과 그 각종 변종이 되었다. 2015-2017년 사이 의료 영상 사례에 관한 기사 47건 중 36건은 합성곱신경망 모델, 5건은 AES 모델, 6건은 RBMs 모델로 뇌 자기공명 MRI부터 폐 CT스캔까지 응용할 정도로 의학영상 영역이 넓다. 결론적으로 컨택신경망은 의료 이미지의 한 표준 모델 알고리즘으로, 특히 모델 마이그레이션 학습 알고리즘을 미리 훈련하는 비결이 이미 강력한 능력을 보여주고 있다.

(2) 표적 또는 병로 검사 분할

대상 또는 병변 분류는 위의 이미지, 사례 분류와 달리 이미지의 일부분이나 미세한 조직, 병변 등 국소적으로 구별되는 분류인데, 예를 들어 흔한 폐 결절 검사와 분류에 더욱 중점을 둔다. 많은 과제에서 국소 병변 영역과 전역의 개념 정보는 이러한 분류 결과에 매우 중요한 역할을 한다. 많은 학자가 새로운 다중 정보 융합 아키텍처를 사용하여 잔차 네트워크 구조와 같은 네트워크 토폴로지, 그리고 척도별 정보 결합을 통한 의료 이미지 모델링이나 연산 조정을 시행하고 있다.

의료 영상에서 각종 스캔 이미지, 물리적 이미지 데이터는 보통 데이터 흐름으로 존재한다. 예를 들어 MRI 뇌 이미지는 사실상 자기공명 다중층 스캔 결과의 이미지이다. 약 50~70장까지 다양한 뇌의 가로 절면 이미지는 위에서 아래로 뇌의 모든 층의 정보를 나타낸다. 이런 종류의 영상 정보는 인공지능이 폭발하기 전에는 보통 2D 평면 영상이었다. 이를 한 장 한 장 분석 계산하면 컴퓨터든 사람이든 직관적으로 3D 입체영상 정보를 분석할 수 없고, 딥러닝 알고리즘에서는 처음에는 동영상 스트림을 분석하는 방식으로 CNNs+RNNs 모델링 알고리즘으로 분류하다.

20년 만에 미국의 여러 학자가 3D 원 CNNs 네트워크를 이용해 폐 결절을 분류하고 후보들을 따로 선정해 전 연결층을 통해 최종 분류 결과를 얻었다. 마찬가지로 2016년에도 3D-CNNs 네트워크는 뇌 MRI 영상에서 높은 정확도를 보였다.

기본적으로 대부분의 의학적 이미지는 엔드 투 엔드 CNNs 네트워크를 사용하지만, 일부 사례에서는 RBMs, SAEs, CSAE와 같은 무감독 네트워크 모델을 많이 사용하는 때도 있다. 또 하나의 흥미로운 진전은 많은 이미지 목표의 마크업 중 데이터 마크업이 매우 비싸므로 다중 실례 학습(MIL)의 사상이 많은 의학적 이미지 학자들을 다루는 상용 수단 중 하나가 되었다는 것이다. 현재 딥러닝 분류+검출 알고리즘을 이용한 응용은 주로 다음과 같은 측면이 있다.

[조기 폐암 검진]

폐암은 우리나라에서 발병률과 사망률이 가장 높은 악성 종양이다. 조기 진단과 조기 치료는 환자의 5년 생존율을 80% 이상으로 높일 수 있다. 영상분할 알고리즘을 이용해 폐 스캔 시퀀스를 처리해 폐 영역도를 생성한 뒤 폐 영역도에 따라 폐 이미지를 생성하는 것이 기본 단계이다. 이러한 폐 영역 이미지에 결절 표시 정보를 더해 결절 영역 이미지를 생성하고, 합성곱신경망 기반의 폐 결절 분할기를 훈련해 폐 결절 의심 영역을 획득한다. 폐 결절로 의심되는 부분을 찾아낸 후 3D 권적 신경망을 이용하여 폐 결절을 분류하여, 진정한 폐 결절의 위치와 신뢰도를 얻는다. 현재 텐센트 멱영, 투마딥웨이, 이투테크놀로지, 추상 테크놀로지, 알리 헬스, 후이후이잉 등이 임상에서 이미 적용받고 있다.

[유방암 조기 검진]

유방암 유병률, 사망률이 여성 5대 악성종양 중 1위를 차지하며 젊어지는 추세다. 유방암 조기 검사는 조기 진단 조기 치료를 통해 환자의 생존 주기를 높일 수 있다. 몰리브덴 표적 검사는 유방암 조기 선별검사의 가장 효과적인 수단 중 하나이다. 현재 인공지능은 몰리브덴 표적 이미지에 대한 유선 석회화 검사, 종기 검사, 양악성 감별 등의 기능을 보조 진단키트를 제공하고 있다. 텐센트 멱영 이 제품은 이미 임상시험에 들어갔다.

[표적 지대 그리기]

방사선 치료, 수술, 화학요법은 현재 종양 치료의 3대 주요 수단이다. 의학적 이미지를 이용하여 방사선 치료 환자는 수술할 필요가 없으며, 입원 기간이 짧고 회복이 빠르다. 방사선 치료 전, 환자마다 의학 영상(0, MRI 등)을 몇십 내지 몇백 장 이상 촬영해야 한다. 방사선 치료 의사는 경험으로 환자마다 방사선 표적 지역을 그리는 데 30분에서 몇 시간 걸려 환자 치료에 한계가 있고, 그리는 정확도가 이상적이지 않다.

의사 경험, 정서, 인내심 등의 요인으로 의사마다 같은 환자의 의학적 영상 표적을 그리면 다른 효과를 낼 수 있다. 표적 지대 그리기 및 치료 방안 설계는 일정한 기술적 함량과 의사의 경험이 필요하지만, 여기에는 많은 양의 반복 작업이 포함되어 있다. 이러한 노동집약적 작업은 인공지능의 특기이며, 인공지능을 이용하여 이러한 일을 하는 것은 종양 의사의 많은 시간을 절약할 수 있다. 인공지능 기술을 방사선 치료 분야에 적용하는 것은 많은 인공지능+의료회사의 주요 연구개발 방향이다. 현재 렌신의료, 이노테크, 전역의료, 프룬의료, 후이소프트테크놀로지 등이 관련 제품을 개발하고 있다.

2.2 핵심 기술

2.2.1 기술 발전의 현황

의학 영상인식은 영상 사슬과 임상 사슬로 나눌 수 있는데, 인공지능 적용은 구체적으로는 영상 사슬과 임상 사슬의 문제를 인공지능으로 해결하는 것이다. 이 중 영상 체인은 영상 의학의 기술적 뒷받침으로 영상 채취 및 영상 후처리, 데이터 발굴, 임상 응용 체인은 영상 정보의 임상적 활용을 의미하며 질병 선별 및 조기진단, 예측, 치료, 치료 효과 평가 및 모니터링을 포함한다.

(1) 학술 연구 현황

영상팀학, 딥러닝, 마이그레이션 학습 등 인공지능 알고리즘은 이미 의학 영상 데이터에 개발・테스트되어 병소 검출, 병소 분할, 병소 성격 판단, 치료 계획, 예후 예측 등 다양한 응용 모델을 이루고 있다. 2017년 RSNA 학술교류에서 기계학습을 이용한 영상진단 연구는 거의 모든 영상진단 전공을 포괄하고 있으며, 최근에는 유선질환, 폐 질환, 신경계질환, 고관절계 질환, 심혈관계 질환, 소화기병변, 체부 질환 등 유사한 문헌 기사가 많이 보고되고 있다. 최근 여러 나라의 방사학회가 AI 전문 데이터 과학 연구소를 설립하고 캐나다 방사선 의사회에서 의료 영상 Al 백서를 발간하며 우리나라 방사학계에서도 관련 Al 의학 영상 워킹그룹 및 컨소시엄을 구성하는 등 AI 의학 영상 발전에 관심과 지원을 아끼지 않고 있다.

(2) 산품 개발 현황

이미 국내외 많은 대기업 및 스타트업이 Al 의료 영상 제품 개발에 뛰어들었다. 국내에서 텐센트 우투의 빅데이터 연산, 이미지 인식 및 딥러닝에 대한 첨단 기술을 이용하여 폐 결절 검출 민감도와 정확도가 높다. 측정에 따르면 조기 폐암에 대한 민감도(인식 정확률)가 85% 이상, 양성 폐결절에 대한 특이성(인식 정확률)이 84% 이상, 직경이 3mrn보다 작은 미세 결절 검출률은 95% 이상이다.

딥로메디컬은 멀티 모드 다 병종 영상분석에 대한 닥터 와이즈알 보조 진단 플랫폼과 알 스마트 문진 플랫폼을 출시했으며, 국내에서도 많은 기업이 인공지능과 의학 영상을 결합해 영상인식·진단을 서비스하는 데 주력하고 있다. 겐페이테크놀로지, 메디컬도운, 지영의료, 예가의영, Ray Plus, 디잉가, 락슨 등이다. 국제적으로 메모리얼e와 베릴리사는 유방암 진단을 위한 병리 인공지능을 개발하여 병리학자와 민감성과 위양성, 유방암 사례 분석 경쟁에서 인공지능의 정확도가 88.5%에 달하며, 최고 병리학자의 정확도는 73.3%이며, IBM Watson은 MSKCC와 협력하여 종양 솔루션 Watson for Oncologyo 2014년과 20년을 기념한다.

(3) 임상 응용 현황

현재 우리가 개발한 제품이 계속 나오고 있지만, 인공지능 효능에 대한 임상 검증이 충분하지 않고, 인공지능 연구에 적합한 표준 데이터베이스와 장면의 결여 및 임상의 윤리적·법규적 문제가 해결되지 않아 실제 임상 실천 규범 적용을 위한 제품이 부족하다 국내 많은 임상 단위에서 Al 의학영상 학술 규모 연구와 초기제품의 소규모 검증 적용을 전개하고 있다. 국제적으로 미국 FDA는 2017년부터

AI 및 디지털 의료심사부를 만들어 비즈에이아이의 뇌경색 조기진단 제품, 이매진 골절 검사 제품 등 일부 제품을 인증하는 데 주력하고 있다. 의학 영상진단시스템 구축의 핵심기술은 모델 설계, 모델 구축, 알고리즘 선택, 서비스 구축 네 가지다.

2.2.2 모형 설계

임상 문제의 선택, 즉 AI 모델 설계가 중요하다. 첫째, 이 모델이 해결하는 문제는 반드시 임상의와 영상의에 대한 일반적인 관심이어야 하며, 그 해결의 효율이나 정확성의 향상은 환자들에게 보편적으로 도움이 될 수 있다. 둘째, 모델 설계는 해당 분야의 최신 임상지침 규범을 참고하고 기존 의료 절차에서 질병 진단 치료에 이바지할 필요가 있다. 셋째, 희귀 종양 진단보다는 흔한 종양 감별에 중점을 두고 충분한 양의 데이터와 데이터 표시를 사용해 학습해야 한다. 따라서 모델 설계의 핵심은 의사결정과 환자 편익에 가장 유리한 문제를 선택하는 데 있으며, 선택하여 해결하는 문제는 쉽게 습득하고 표시할 수 있는 학습데이터가 많아야 한다.

2.2.3 모형 구축

모델링에는 학습 데이터의 구조화 구축, 학습 알고리즘을 이용한 모델링, 마지막으로 모델링이 포함된다. 고품질의 구조화된 데이터는 학습 과업의 근간이다.

첫째, 데이터의 수집이다. 영상 데이터 수집 장비의 기종이 다양하며, 파라미터가 각각 다르고, 질적 제어가 다르므로, 이는 모두 AI의 최종 응용에 영향을 미치기 때문에, 영상 데이터 수집 시, 폐 결절 검출과 같은 데이터 파라미터 및 품질에 대한 AI 모델의 요구 사항을 먼저 계획해야 한다. AI는 응용 잠재력을 바탕으로 가능한 한 서로 다른 공장, 파라미터, 이미지 품질 및 질병 종류를 커버한다.

둘째, 데이터 표시이다. 데이터의 학습 라벨 표시는 학습할 목표물을 직접 향하여 작성되어야 한다. 예를 들어 폐 결절 검출 과제는 결절 좌표 윤곽을 표시하고, 양악성 감별 과제는 결절 병리 유형을 표시한다. 병리・유전자형・생존 기간 등 가능한 한 '김표준' 태그를 사용하고, 병변 위치・범위・양악성 채점 등 영상과 의사의 계량화된 지식을 활용하도록 하였다. 데이터 셋의 품질 제어는 매우 중요하며 데이터 셋의 표시 정확성을 높여 모델의 정확성과 안전성을 높이는 데 효과적이다. 따라서 고품질 구조화 데이터 구축의 관건은 영상 데이터 수집의 품질과 광범위한 대표성, 그리고 데이터 표시의 정확성에 있다.

2.2.4 알고리즘 선택

기존 컴퓨터에서 진단을 보조하는 머신비전 알고리즘과 기계학습 알고리즘과는 달리 차세대 AI 알고리즘은 더 큰 샘플 데이터 양을 적용하여 정확도의 병목 한계를 돌파할 수 있어, 모델이 임상에서 실제로 효율적으로 사용될 수 있도록 한다. 서로 다른 모델링 방식의 선택은 학습 데이터의 양과 복잡도에 따라 계획되어야 한다.

첫째, 대량의 학습 데이터에 대하여 다양한 신경망을 포함하는 딥러닝을 학습기로 모델링하는 것을 추천하고, 둘째, 중등량의 학습 데이터에 대하여 딥러닝 모델링을 시도할 수 있으며, 효과가 좋지 않을 때는 신경망 추출 특징을 사용하여 기계 학습 방법을 사용하여 모델을 만드는 절충 방식을 고려할 수 있으며, 제3의 적은 양의 학습 데이터에 대하여 영상 그룹 학습 방법을 사용하여 먼저 높은 수준의 검사를 할 것을 추천한다.

어떤 모델을 사용해 알고리즘을 구축하든 모델의 정확성, 안전성, 범화성에 대한 검증이 필수적이다. 훈련 데이터 셋 내에서 교차 검증법을 사용하여 모델의 안정성을 검증할 수 있으며, 그 밖에 독자적인 데이터 셋 검증 모델의 안전성과 범화성이 필요하며, 마지막으로 임상에서 사용 중인 증거는 모델들이 실제 세계에서 어떤 모습을 보이는지 평가할 것이다.

따라서 AI 알고리즘 선택과 모델링의 핵심은 데이터와 문제를 위한 알고리즘 선택과 모델 검증에 있다. 스탠퍼드대가 제시한 CheXNet 딥컨버전스 신경망 모델은 흉부 X-레이를 이용해 폐렴 환자의 질병 상태를 판단하는 데 더해 모델의 해석성을 고려하였다. 이 모델은 Dense Net 심도 신경망 모델을 이용하여 이미지 특징을 분석하여 흉부 X-라인을 진단 근거로 활용할 때 인간 의사의 평균을 상회할 뿐만 아니라 모델 각각의 픽셀 포인트에 있는 각 이미지 특징의 권치의 합을 계산하여 이미지 각 위치가 분류 의사결정에서 얼마나 중요한지를 측정하고 의사결정 과정을 설명하여 환자의 상태를 이해할 수 있도록 도와준다.

싱보 카네기멜론대 교수는 최근 협동주의 메커니즘을 통해 이상 지역을 정확히 파악하고 요약하는 멀티태스킹 협동의 틀을 제시하였다. 이미지의 내용은 태그를 통해 기술하는 것은 물론, 계층 장단기 기억(ISTM) 모델을 이용한 성장 텍스트 형식의 의학 영상 분석

리포트를 문자 설명을 통해 분석 결과를 기술하고 해석한다.

2.2.5 서비스 구축

모델 설계 시 적용 특징, 임상적 요구사항, 의사의 업무 습관을 결합하여 합리적인 서비스 모델을 구축한다.

첫째, 현재 클라우드 영상 기술의 발전이 가파르고, AI 기술과의 결합은 의료기관, 특히 일선 병원에 영상 전송, 저장, 진단 보조를 위한 포괄적인 솔루션을 더 잘 제공할 수 있어 의료 기관의 운영 효율 및 진단 정확성 향상에 유리하다.

둘째, 기존의 워크플로우와의 결합에 있어서 RIS 시스템과 결합하여 AI 구조화된 리포트를 제공하는 한편, PACS 시스템과 결합하여 AI 통합 분석 리포트를 DICOM 포맷으로 PACS 시스템에 제출하고, 의사가 이미지를 열람할 때 병변 표시를 할 수 있다.

전체적으로 AI 의학 영상의 구체적인 기술의 우열은 여러 단계에 달려 있지만, 현재 단계에서 주목해야 할 주요 문제는 AI 기술 제품의 응용 대상 설정, 서비스 패턴 및 정확성이다. 양호한 민감성 점검 및 진단 정확성이 서비스 구축의 근간이다. 이러한 목적을 달성하기 위해서는 우수한 이미지 분할, 인식 알고리즘 및 AI 분류 알고리즘 외에 데이터베이스와 지식 라이브러리를 포함하는 고품질의 구조화된 데이터 셋의 구축이 중요시되어야 한다. 또한 임상 진단 적용 가치가 있고 임상 규범에 맞는 AI 기술의 목적 설정, 임상 의사 적용 관습에 부합해야 한다.

2.3 사업 모델

2.3.1 산업 발전 모델

의학 영상산업은 크게 두 부분으로 나뉜다.

상류에는 의학 영상 장비, 최종 서비스 대상은 병원과 영상과 의사이며, 기계나 시스템의 판매로 사람을 통계 구경으로 삼으며, 장벽은 연구개발 축적, 정밀 제조 수준 및 패키지 서비스를 포함한다.

하위에는 의학 영상 진단 서비스, 최종 서비스 대상은 환자이다. 진단 서비스 수신자를 통계 기초로 하여 영상 기기에서 나오는 이미지 위에 의사의 노동 비용을 부가한다. 진단 서비스 단계에서 가장 중요한 요소는 전문적이고 신뢰할 수 있는 진단 결론이다.

대부분의 의료 영상 인공지능은 병원에서 여전히 파일럿 단계이며, 가능한 주요 응용 방식은 의료기관에 소프트웨어로 직접 제공하고, 의료기기와 협력하여 하드웨어와 함께 의료기관에 제공되며, 원격의료를 통해 일선 의료기관에 제공되며, 인터넷 의료 방식으로 환자에게 직접 제공될 수 있다. 의료기관에 직접 제공되는 모델에서 클라우드 미접속 시스템 대량과 병원 네트워크 제한은 영상 인공지능 시스템 활용에 지장을 줄 수 있다. 이와 함께 의료 영상 인공지능이 임상 일선의 영상 의사 진단 과정에서 실제 도움이 되는 역할과 프로세스 최적화에 많은 실행과 탐구가 필요하다.

현재 중국 의학 영상진단 시장의 요금은 촬영 유료, 영상보기가 무료이다. 의학영상 인공지능 플랫폼이 활성화되면서 영상진단 서비스 시장은 더 이상 무료화되지 않고 새로운 세분화 시장이 형성될 전망이다. (1) 기초 위생 검사 + 병원 진단 모델을 채택하고, (2) 권역별로 독립된 의학 영상 센터 또는 지역 검사 센터를 구축하며, (3) 원격 의료 서비스 통합 클라우드 플랫폼을 구축하여 원격 회진, 원격 영상, 원격 병리, 원격 심전 등을 통합한다.

산업적으로는 의학 영상 인공지능의 등록, 준인, 규제 등에 관한 법규 체계가 마련되지 않았다. 20개국(G20)이 지난 7월 27일 미국 FDA의 기계 방사선 건강 센터(CDRH)는 '디지털 헬스 이노베이션 액션 플랜'(Digital Health Innovation Action Plan)을 발표하고 의료 소프트웨어에 대한 규제의 새로운 조치를 내놓았다. 디지털 헬스케어 혁신 행동 계획은 우선 규제 대상 의료 소프트웨어의 범위를 명확히 하고, 소프드웨어 사선인증 시범사업을 창설하고, 평가 전문가 그룹을 구성하며, 곧 나올 규범적 가이드라인 리스트를 발표하였다.

2017년 8월 31일 당시 국가 식품 약품 감독 관리총국(CFDA)은 의료 소프트웨어 목록을 새롭게 업데이트한 '의료기기 분류 목록'을 발표했는데 이 중 방사선 치료 윤곽을 그리는 소프트웨어, 방사선 치료 시뮬레이션 위치 추적 소프트웨어는 치료 계획 소프트웨어 아래 방사선 치료 보조 소프트웨어로 분류돼 Ill 클래스 관리 카테고리에 속한다.

하지만 현재 주류 인공지능 기업의 제품들, 예를 들면 유선 엑스레이 영상 컴퓨터 보조 진단 소프트웨어, 대장 컴퓨터 보조 진단 소프트웨어, 폐컴퓨터 보조 진단 소프트웨어, 유선 초음파 보조 진단 소프트웨어 등 의사결정 지원 소프트웨어 중 컴퓨터 보조 진단/분석 소프트웨어 카테고리로 분류할 수 있다. 하지만 인공지능 소프트웨어 제품의 기준에 대해서는 평가 방법이 모두 공백 단계로 해당 기업의 제품 현금화를 최적화하는 것을 제한하는 주요한 한계가 되기도 하였다.

2.3.2 응용할 때의 어려운 점

(1) 확률 분석에 의한 연관 추리는 질병의 인과관계를 판단할 수 없다. AI 딥러닝의 가장 큰 특징은 데이터 학습에 기반한 확률 분석이며, 그 결과 효과적인 진단과 예측을 할 수 있으므로 딥러닝은 영상 질환 선별 진단에서 빛을 발한다. 그러나 AI의 발전은 지나치게 '확률적 연관성'을 강조하지만, 질병은 사람에게 언제나 미지의 영역이 있고, 어떻게 기존의 의학적 지식을 바탕으로 데이터와 지식이라는 두 모델을 결합할 수 있느냐가 의료분야에서 더욱 심층적인 치료와 관여의 차원으로 의학 영상 인공지능을 적용할 수 있느냐의 관건이다.

(2) 데이터 자원의 양은 많지만, 질은 높지 않다. 전체 의료 영상을 상호 연결할 수 없다. 생성부터 진단까지 산업사슬의 다른 단계 : 의학 영상 정보화 시스템, 독립 의학 영상센터, 온라인 의학 영상 플랫폼, 의학 영상 지능진단. 앞의 네 단계는 많은 데이터를 축적해 인공지능 분석의 토대를 마련했지만, 질은 높지 않았고 병원들도 서로 연결되지 않았다. 디지털화된 영상 데이터를 많이 보유한 삼갑 병원의 데이터 개방도 큰 문제이다.

(3) 영상 데이터의 표준화 정도가 낮다. 의료 영상 표준화, 구조화 데이터 외 심각한 부족을 제외하고는 데이터 표기가 특히 어렵다. 현재 중국의 의료 영상 질적 제어는 완벽하게 통일된 기준과 확실한 수단이 부족하다. 영상 자료를 판독할 때는 이미지에 대한 분석뿐만 아니라 환자의 다양한 정보를 결합해 임상 정보, 추적 병력 정보 등

역사적 회고적 분석, 즉 시간적 차원이 필요한 데이터까지 복합적으로 분석해야 한다. 이를 위해 이투테크놀로지스는 중화의학회 영상기술지회와 협력해 AI 의료 영상 품질 제어 시스템을 출시하고 전국에서 품질 제어 표준 프로젝트 연구를 전개할 예정이다.

(4) 데이터 표시 난이도가 높다. 의학 영상 인공지능의 훈련이 필요하다. 이미 표시된 영상 데이터를 대량으로 표시하려면 인건비가 많이 들고 훈련 결과에 직접적인 영향을 미치게 된다. 임상의학의 많은 문제는 여전히 모호하게 정의되고, 일부 문제들은 명확하지 않아 표기가 어렵고, 심지어 일부 문제들은 전문가 표시에 따라 결과가 크게 달라질 수 있다. 이와 함께 의학의 복잡성 때문에 표시는 한정된 분야에 국한될 수밖에 없고, 질병의 선별은 한 두 가지 분야에 집중돼 해결할 수 있는 문제도 제한돼 있다.

(5) 의료 자원의 공급과 수요가 극도로 불균형하다. 공급자측 기술단에서 의료 영상은 수량이 급격히 증가하고 있다. 자동화 의료 영상조차 생물학적 다양성, 기술적 결함으로 인한 낮은 명암비, 소음 등의 문제를 안고 있어 영상학이나 영상과 전문의 클리닉, 인터넷 전문가의 클리닉 등이 필수적이며, 이 외에도 의료적 갈등, 의료 환경 부진, 의료자원 낭비, 의료비용 등이 걸림돌이다. 따라서 AI 기술 혁신은 고유 저장량과 신규량을 해결하는 효과적인 활로이며, 의학 영상과 AI 결합은 천연의 기초와 필요성을 가지고 있다.

의학 영상학과는 다른 분야와 마찬가지로 전통적인 방법과 이데올로기가 심층적인 노선에 직면해 있지만. 인공지능의 발전과 의학 분야의 보급과 응용에 따라 양자의 상호 융합은 미래에 반드시 의학 발전의 중요한 방향이 될 것이다. 예상할 수 있는 장래에 인간 의사는 기계로 대체되지는 않겠지만, AI는 절대적으로 의사가 영상학의 어떤 기능 영역에서 더 나은 임상 결정을 내릴 수 있도록 도와주고, 나아가 사람의 판단까지 대체할 수 있다고 믿는다. 인공지능(AI)으로 의학 영상의 마지막 1㎞를 충분히 뚫을 수 있다고 믿는다.

CHAPTER

3

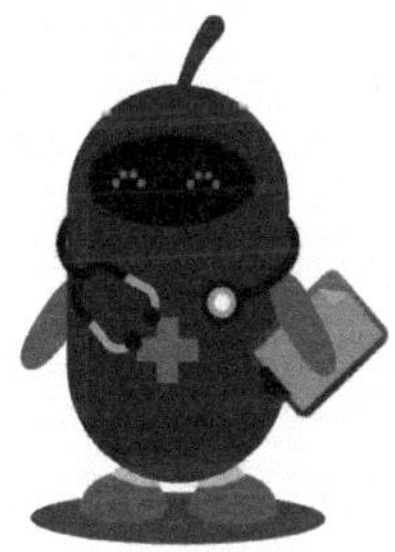

임상의사결정 지원시스템, 의사의 가상 선수 보조원

Chapter 3

임상의사결정 지원시스템, 의사의 가상 선수 보조원

3.1 응용 장면

3.1.1 배경의 생성

임상 의사결정 지원 시스템은 임상 데이터를 입력 정보로 전환하여 추론 결과를 수출에 활용해 임상의 의사결정에 도움을 주는 소프트웨어 시스템이다. 임상 결정 지원 시스템의 설계목표를 보면, 적용은 객관적인 현실의 데이터를 많이 사용했기 때문에, 의학 지도와 권위적 문헌이 주요 판단 근거로 현실 의료를 설계하므로, 임상의사 지식의 한계를 효과적으로 해결하고, 인위적인 오류를 감소시키며, 약물 사용 효율을 향상해 의료효율을 증가시키고, 의료오류를 감소할 수 있는 것이 도움이 된다.

임상 작업에서 의사의 결정은 임상 실험의 전 과정에 걸쳐 있으며, 의사는 모든 환자를 상대할 때 반드시 환자의 병세 특성과 검사 결과에 따라 끊임없이 의사결정을 하여 환자의 병세 회복에 가상 강력한 치료책을 선택해야 한다. 하지만 복잡한 병세에 맥을 못 추고, 최선을 다해도 허술함과 실수가 따를 수밖에 없다. 의사결정 착오로 인한 투약 오류나 처분이 잘못됐을 때 의료 착오 또는 사고 책임의 요인으로 작용하는 것으로 나타났다.

과학기술의 급속한 발전으로 의학 지식이 폭발적으로 늘고 환자의 질병도 변하고 있어 의사의 임상 결정 능력에 심각한 도전이 되고 있다. 임상의는 지식의 갱신을 계속해도 현대의학의 발전을 따라가지 못한다. 그렇다면 어떻게 하면 의사의 각종 의사결정 실수를 최소화할 수 있을까? CDSS의 디자인 취지는 의사의 신속하고 정확한 의사결정을 도울 수 있는 보조 기구다. 많은 연구자가 수십 년의 오랜 노력 끝에 임상 결정 지원 시스템은 공상과학(SF) 같은 발상에서 실물로 바뀌고 여러 차례 개선돼 응용 단계로 넘어갔다.

임상 결정 지원 시스템의 기본 원리는 각종 질병에 대한 지식 기반을 구축으로 각종 병의 진단 기준, 판단, 치료 처방, 전문가 경험 등을 컴퓨터에 입력해 컴퓨터의 뛰어난 정보 저장, 추출 기능 및 빠른 계산능력을 바탕으로 인공지능 기술과 컴퓨터 논리 추리 연산을 통해 의사의 진단 치료 사고를 시뮬레이션하고 신속한 진단과 치료 결정을 돕는다.

3.1.2 발전 과정

임상 결정 지원 시스템의 연구는 1950년 말 의학 전문가의 체계적인 개발로 시작되었으며, 생성된 규칙의 추리를 응용하여 의학 전문가의 전문지식과 임상경험을 정리한 후 컴퓨터의 지식 라이브러리에 저장하여 추리와 패턴의 매칭으로 사용자의 진단 추정을 돕는다.

하지만 1970년대 중반에 미국 스탠퍼드 대학에서 세계 최초의 임상 결정 지원 시스템(MYCIN)이 개발돼 입력한 검사 정보에 따라 51종의 균을 자동으로 인식해 23종의 항생제를 올바르게 사용할 수 있게 감염성 질환의 진단 및 치료에 도움을 주고 환자에게 최적의 처방을 제공할 수 있다. 이어 미국 피츠버그대의 Internist-I, OMR,

유타대의 ILIAD, HELP, 하버드대 DXplain, Wolters Kluwer 회사의 UpToDate, Elsevier 회사의 MD Consult 등 다양한 기능이 특화된 임상 결정 지원 시스템이 등장하였다.

3.1.3 응용 전망

중국에서 의료수준의 발전이 불균형한 상태가 장기간 지속되면서 의사 양성이라는 전통적인 방식으로 단기간에 해결되기 어렵다. 특히 기층 의료 단위에서는 이런 상황이 더욱 두드러지고, 국가에서도 '기층이 강함'을 강소하며 다양한 지원 수단을 동원해 기층 의료수준 개선에 협조하고 있다.

의료의 본질로 돌아가서 진단과 치료는 근본이며, 특히 진단 수준, 나아가 기초 의료 단위에서 계속 개선되고 있다는 점도 등급화 진료제도 실현의 중요한 부분이다. 반면 현대 과학기술의 발전으로 특히 인공지능 기술의 응용, 진단의 지능화, 자동화가 어느 정도 가능해져 기층 의료수준 향상을 지원할 수 있다.

사용 장면을 보면 임상 결정 지원 시스템은 진단 결정, 치료 결정, 예후 결정의 3가지 장면을 갖추고 있다.

[진단 결정]

보통 사용하는 임상 결정 지원 시스템으로 임상 의사가 환자의 증상을 묘사함에 따라 진단, 투약, 수술 전에 의사 진단 요구, 감별 요건 및 관련 진료 방안을 표준 진료 지침에 따라 제시할 수 있으며, 수술 진단 시 시술 요점 제시 및 수술 전 검사 등을 포함한다.

[치료 결정]

임상 결정 지원 시스템은 환자의 병세, 의사의 임상 관찰, 의학 지침과 증빙 근거를 결합하여 약품 적응증, 약리, 약효 등(수술 합병증의 흔한 증상, 수술 후 종합적인 치료 및 평가 방안 등을 포함)을 의사에게 제시하였다.

[예후 결정]

임상 결정 지원 시스템은 환자가 기존 의료 정보, 임상 연구와 연계한 자료를 발굴하여 향후 건강 문제를 예측할 수 있도록 하고, 임상 진료 지침 및 임상 기술 조작 규범에 맞지 않는 치료 방안을 저장, 분석하여 의료 품질 평가의 근거를 제공하며, 병원관리 수준을 높이고 의료 행위를 규율해서 증빙 의학에 대한 과학적 증거를 제공하였다.

기초 의료기관의 경우 우수한 의사 1명을 양성하면 약 5~10년의 세월이 소요되는데, 임상 결정 지원 시스템을 적절히 활용하면 이들의 진료 수준은 빠르게 향상하고 교육을 가속해 기초 의료의 오진·누진·의료분쟁 등을 줄일 수 있다.

3.2 핵심 기술

임상 결정 기술 지원 시스템의 핵심 기술은 시스템 기술 측면과 데이터 기술 측면 두 가지가 있다.

3.2.1 시스템 기술 측면

시스템 기술 측면의 핵심 기술을 논하려면 유명한 미국 의료 정보 및 관리 시스템 학회(Healthcare Information and Management Systems Society, 약칭 HIMSS)의 강령적 기준에서 벗어날 수 없다. 미국 의료 정보 및 관리 시스템학회 HIMSS의 7등급 평가 기준(표 3-1 참조)에 따르면 임상 결정 지원 시스템은 HIMSS 전자 병력 평가(EMRAM)에서 가장 핵심적인 평가 포인트 중 하나다. EMRAM의 2단계부터는 거의 등급마다 임상 결정 지원이 요구된다. 0~7등급은 사실상 임상 결정 지원 기능이 향상되고 7등급에 이르는 포괄 임상 결정 지원 능력이다(full CDSS).

〈표 3-1〉 HIMSS EMRAM 평가 체제 등급 구분

단계	HIMSS EMRAM 수준별 별점 적용
7	완전한 EMR, 데이터 분석으로 간호를 개선
6	의사 문서(거푸집), 완전한 CDSS, 차입한 의료 관리
5	완전한 R-PACS 시스템
4	의사의 지시 입력 시스템, 임상 결정 지원(임상 방안)
3	임상 문헌, CDSS
2	CDR, 제어되는 의학 난어, CDS
1	3개의 보조 시스템 실치 … 실험실, Rad, 약국
0	보조 시스템 설치 없음

병원의 처지에서 보면 HIMSS EMRAM의 등급은 평가하며 각 방면의 능력을 향상할 수 있는 것뿐만 아니라 병원의 정보화 건설의

자연 과정을 총괄하는 것으로, 그 자체로 평가 도구이자 병원의 정보화 건설 방향을 지도하는 로드맵으로도 활용될 수 있다.

예를 들어 표준화 모델을 사용하면 Analytics 등급 데이터 분석 평점 및 전문가의 상의, 준비, 평가 과정에서의 현장 평가를 통해 현재 병원이 정보화 건설에서 어떤 단계에 있는지를 확인할 수 있으며, 건설 수준이 개선할 항목을 정확하게 평가할 수 있다. 또한, 상담, 준비, 검토 과정에서 HIMSS EMRAM 모델은 병원에 선명하고 신뢰할 수 있으며, 실천적 검증을 거친 건설 방향과 경로를 제공한다. 병원이 자신의 위치를 알 수 있게 하면서 나가야 할 방향과 목표에 대해서도 잘 알게 된다.

이와 함께 HIMSS EMRAM 모델은 명확한 방향과 평가 기준을 제시하지만, 의료 장면의 복잡성은 시스템 기술 측면에서 선택할 수 있는 기술과 모듈을 종합적으로 고려할 수 있도록 요구된다.

임상의사 결정 지원시스템은 다섯 차원으로 분류한다.

[의사결정 산법 시스템]

내부 의사결정 지원 과정에서 현재 적용할 수 있는 시스템의 범위는 Bayesian theorem, Belief network, 결정된 책략이나 방법 분석, 규칙 기반 방법, 규정 기반 방법, Support Vector Machine, 신경망 등이다. 의사결정 시스템의 적용에 따라 주로 임상 결정 지원 시스템의 내부 지식 표시 방식이 달라지는데, 의사결정 수요에 따라 지식 표시 방식이 달라져 서로 다른 의사결정 시스템이 만들어진다. 예를 들어 환자의 증상에 따른 보조 진단시스템은 증상과 질병의 상관성을 확률로 표현하는데, 이러한 의사결정 방식으로는 Bayesian theorem의 방법과 Belief network에 기반을 두고 있다. 최근 해외 임상시험에 구체적으로 적용된 사건 감시장치(Event Monitor)도 모두 규칙적인 의사결정 지원시스템이다. 이들 시스템은 미리 정의된 규칙을 통해 환자에 대한 정보를 실시간으로 감시하고, 규칙의 전제 조건이 충족되면 해당 규칙이 유발돼 규칙에 규정된 행동을 취하, 진단이나 치료에 대한 의사결정을 지원하였다.

[시스템 기능 설계]

구체적으로 보면, 수입과 수출의 과정이다. 만약에 진단 결과나 처방을 수출한다. 이 진단결과와 처방은 꼭 임상 지침, 병례 및 권위있는 문헌에서 나온 것이다.

[두 가지 주요 기능]

하나는 의사결정 보조기능이다. 둘째는 의사결정 예측기능이다. 예를 들면 어떤 검사를 하는지, 어떤 약을 써야 하는지, 수술해야 하는지 등 대표적인 예가 의사결정 분석 나무다, 즉 확률에 따라 의사가 다음에 어떻게 해야 하는지 분석하는 것이다.

[교호 방식]

의사결정 지원 정보를 출력하는 과정에서 어떻게 상호작용을 설계했는지, 사용자가 상호작용에 주도권을 가질 수 있는지, 최종 결과에 관여할 수 있는지 판단한다. 임상 결정 시스템의 거의 방식은 능동적과 수동적 두 가지로 나뉜다. 능동적인 방식은 의사결정의 도움을 줄 필요가 있든 없든 간에 의사에게 의사결정을 제안하는 시스템이다. 예를 들어 각종 사건 감시 카메라 시스템과 같은 권고 방식은 약으로 배합된 금기와 약물-질병 금기 등 심각한 결과를 강제로 막을 수 있는 장점이 있다. 수동적 방식은 의사가 시스템에 대해 먼저 물어봤을 때만 의사결정을 조언하는 방식이다.

[시스템 융합]

CDSS의 일 논리가 병원의 현행 정보시스템과 융합될 것인지, 독립적으로 운영될 것인지, 의사들의 업무 흐름과 융합될 것인지가 중요한 요소이다.

[의사결정 지지 정도]

의사결정 지원에서 결과를 직접 출력하느냐 의사결정을 보조하는 지식을 비교한 간접적으로 제공하느냐도 사례를 참고할 때 CDSS의 임상적 활용 정도와 관련이 있다. 직접 의사결정을 조언하는 시스템과 달라서 직접 조언하지 않고 의사 결정자에게 필요한 정보만 제공해 의사결정을 내리는 시스템도 있다. 따라서 의사결정 지원의 정도는 직간접으로 나눌 수 있다.

앞서 언급한 의사결정 지원시스템은 대부분 의사결정을 직접 조언하는 시스템이다. 간접적인 의사결정 지원시스템은 주로 임상정보시스템과 융합된 다양한 온라인 지식 라이브러리, 예를 들면 Up ToDate, FirstConsult 등이다. 인포 버튼 기술(InfoButton)은 다양한 지식 라이브러리를 온라인으로 의사에게 편리하게 제공해 간접적으로 임상 결정을 할 수 있다. 간접적인 시스템에는 다양한 시스템에서 발생하는 데이터 분석 그래프 등이 포함된다.

3.2.2 데이터 기술

데이터 측면에서 어떠한 임상 결정 지원 시스템도 데이터와 지식에 기반한다. 따라서 데이터를 어떻게 수집하고 통합하며, 데이터를 활용해 지식 라이브러리를 형성하고 의사결정 지원에 활용하는 것이 중요하다.

(1) 데이터를 통합

임상 결정 지원 시스템의 3가지 주요 성분은 의학 지식, 환자 데이터, 구체적인 사례에 대한 조언이다. 환자 데이터는 임상 의사결정 지원시스템이 의학 지식을 통해 해석함으로써 임상 의사에게 정확한 의사결정을 지원한다. 병원에서 임상 의사결정에 필요한 환자 데이터는 전자 병력 시스템을 통해 채취가 완료되고, 데이터 펌프를 통해 채취와 정리가 이루어진다.

의사결정의 결론을 보면 더 정확하게 해서 시스템은 가능한 환자의 데이터의 완전한 통합을 제공하며, 환자의 기본 정보, 병력 정보, 과정 정보, 의사의 지시 정보, 검사 정보, 영상 정보, 간호 정보, 기타 필요한 각종 정보를 포함한다.

(2) 의학지식 라이브러리

임상 의사결정 지원시스템 핵심의 추리 프로그램은 지식 라이브러리의 지식과 경험에 근거한 조언 생성을 통해 의사결정을 지원한다. 의학지식 라이브러리는 임상 결정 지원 시스템에서 또 다른 중요한 요소임을 알 수 있다. 임상 결정 지원 시스템은 반드시 완전하고 전면적이며 빠른 의학 지식 라이브러리를 구축해야 한다.

이 지식 라이브러리는 어휘, 용어 사전, 모형 구조, 지식 창고의 네 부분을 포함해야 한다. 지식 모델 구조는 이런 용어에 관한 내용을 그물 모양의 구조로 만들고 저장하고 사용할 때 편리하다. 지식 라이브러리란 이런 지식 정보의 모든 용기로 강력한 데이터베이스를 기반으로 지능적인 문자 처리와 검색 시스템을 보조한다.

의학 지식은 일반적으로 두 가지 출처로 의학 문헌(이미 압축된 지식을 기록)과 한 분야의 전문가(전문가의 임상 경험을 지칭)가 있다. 어떤 의학지식에 대해 지식 채집 엔진을 통해 지식을 수집한 후 지식 모델을 통해 지식 라이브러리에서 해결 방안을 찾는 것을 설명함으로써 목표 범위를 점차 축소하고, 마지막으로 지식 라이브러리 시스템이 어떤 종류의 의학지식에 귀속되는지 판단해 그에 맞는 위치 저장소에 저장한다.

(3) 의사결정 지원 형성

의사결정 지원은 임상 결정 지원 시스템의 마지막 단계이자 가장 중요한 단계이다. 의학 지식을 환자의 데이터에 적용한 결과를 분석, 귀납하고 최종적으로 구체적인 환자에 대해 적절한 의사결정과 조언을 하는 기능이다. 임상 의사결정 지원시스템의 의사결정 지원 엔진은 속도가 빠르고 조작이 편리하며 데이터가 정확하다는 특징이 있어야 한다.

임상의는 의사결정 추리의 논리적 관계를 간단한 도구로 스스로 정의할 수 있다. 의사결정 추리에 적용된 파라미터와 데이터 항목을 논리적 표현식으로 변환한 후 엔진에서 정의된 논리적 관계를 해석하고, 그 중 데이터 간의 연관성을 컴퓨터가 이해할 수 있는 언어로 해석하여 논리적 관계를 컴퓨터가 처리하며 나중에 논리적 관계에 따라 그 결과를 표현식으로 계산한다.

CDSS의 데이터 요구사항은 몇 가지 중요한 특징과 필수조건을 가지고 있다.

첫째, 강력한 의학지식 데이터베이스 지원, '의사는 주도, 환자는 목표, 임상은 중심, 진단은 중점'이라는 원칙에 따라 명확한 인터페이스로 임상 과정의 각 부분의 상호작용 관계를 정확하고 완전하며 신속하게 파악하여 기록하도록 돕는다.

둘째, 개방적인 신경망 지식 구조로 전 과정을 추적하여 기구에 따라 과정적 진료 통로를 구축할 수 있도록 하고, 의사가 환자에 대해 정확하고 온당하며 적시에 진료 처리를 할 수 있도록 보조한다. 시스템의 병행 유도는 다양한 시각의 회진 성격을 가지고 있어 의사의 정확한 사용을 보조하고 진단 장비에 대한 의존도를 감소시킨다.

셋째, 임상적 사고 시뮬레이션, 임상 전 과정의 보조적인 의사결정을 제공한다. 실제 과정은 다양한 지식을 신경망 구조로 작동시켜 '진단 근거' '질병 진단' '검사 방안' '투약 방안' '처치 방안' '병간호 방안' '보건 방안' 등을 통해 의료 지식을 전개한다.

넷째, 환자는 병상의 변화에 따라 여러 임상 의사결정 통로를 생성하여 의사의 의사결정을 참고하여 임상 진료가 여러 시각으로 회진할 수 있도록 하는 성질; 보조 진단 수단이 정확하게 사용되도록 도와 설비에 대한 의존도를 줄여주는 것; 임상 전 과정 : 진단-치료-투약 등 모두 지능적인 보조 범주에 들어가 빠르고 정확하며 규범적인 임상 진료를 진행하도록 한다.

첫 번째 방면은 의학 지식 검색이다. 이 방면 많은 다시별 의학 자료와 문헌을 하나의 통일된 시스템에 집약시켜 응용하기 편리하도록 한다.

두 번째 방면은 임상 실천 지침과 임상 경로 개발이다. 임상 실천 지침은 많은 의학 경험을 편리하고 사용하기 쉬운 하나의 형태로 추상화하여 임상에 임의적이고 신뢰할 수 있는 의사결정 정보를 제공함으로써 임상 결정을 효율적이고 정확하게 할 수 있도록 하는 것으로 윤리와 법률의 요구에 부합한다.

세 번째 방면은 데이터 라이브러리 기술의 응용이다. “데이터 라이브러리는 테마 지향적이고, 집약적이며, 안정적이며, 역사적 데이터를 포함하는 데이터 집합으로, 경영 관리에서의 의사결정 수립 과정을 지원한다.”데이터 발굴은 데이터에서 유용한 지식을 발견하는 과정으로, 실제로는 여러 가지 알고리즘을 통칭한다. 전통적인 수학적 방법과 인공지능(AI)의 지식 발견 기술에서 따온 알고리즘이다.

3.3 업무 모형

3.3.1 시장을 세분화

임상 결정 지원 시스템은 국제와 국내의 발전이 여전히 매우 다르다. 유럽에서는 일찍 시작하여 데이터와 소프트웨어에 대한 지식재산권 중시 정도가 높고 큰 상업 의료보험 업무도 연결할 수 있어 전자 병력부터 임상 결정 지원 시스템의 사용 습관을 양성하고 있다. 국내 시장에서 보면, 임상 결정 지원 시스템에는 실제로 두 개의 독특한 세분된 시장이 존재한다.

(1) 대형병원 정보화

국내 현황을 보면 의료 정보화가 빠르게 진행 중인데 2017년 4월 말 국가위생 건강위원회 통계정보센터가 전국 의료위생기관의 최신 데이터를 발표하였다. 현 단계 전국 의료위생기관 98만 7,000개 중

3등급 병원이 2,267개, 기초 의료위생기관 93만 5,000개(사회 보건 서비스센터(역 포함) 3만 5,000개, 면 위생원 3만 7,000개, 읍 위생실 63만 8,000개, 진료소(의료실) 20만 5,000개로 나타났다.

HIMSS를 통한 병원들의 투입은 초기 정보화 인프라 구축과 정비 과정의 소프트웨어나 프로세스 개조에 크게 좌우되는데, 현재 큰 도시의 많은 1등급 병원이 정보화 건설을 가속화하고 HIMSS 7급 정보화에 도달하는 등 CDSS 시스템 활용이 중요한 시험대다. 2018년 이후 여러 도시의 1등급 병원 정보화 입찰서에는 모두 CDSS 부분에 대한 수요가 제대로 임상적 의미 있는 표현과 수요를 형성하지 못했기 때문에 제대로 된 임상 응용이 이뤄지기까지는 아직 갈 길이 멀다. HIMSS 심사 통과율(표 3-2)을 보면 아시아 태평양 지역 HIMSS EM램 6등급 통과율이 5.6%에 불과해 아직 상승 단계가 남아 있음을 알 수 있다.

〈표 3-2〉 전 세계 각 지역의 HIMSS EMRAM 통과율

구역별 EMRAM 점수 분포(2017년 1분기)					
단계	아시아 태평양 지역	중동	미국	캐나다	유럽
7	0.7%	1.3%	4.8%	0.2%	0.2%
6	5.6%	16.7%	30.5%	1.1%	2.4%
5	8.3%	19.3%	34.9%	3.7%	30.8%
4	1.7%	3.3%	10.2%	1.3%	6.9%
3	0.7%	16.7%	13.95%	31.4%	5.3%
2	31.8%	21.3%	2.3%	30.3%	34%
1	5.3%	6.0%	1.4%	15.0%	8.1%
0	45.7%	15.3%	1.9%	17.2%	12.3%

(2) 기초 의료 위생 시장

사실 중국의 의료건강위생 문제는 등급별 진료가 어려운 문제를 포함해 본질적으로 기초 단계 진료 능력 부족의 문제다. 63만 8,000개의 마을 위생실을 제외하더라도 국내에는 27만 7,000개의 기초 의료기관이 있다. 이들 기초 의료기관은 중국의 상당한 인구를 포함하고 있으며, 돈으로 따져도 27만 7000개의 의료기관의 유료화 능력은 저변 CDSS 시장을 충분히 지탱할 수 있다.

국가의 최근 인터넷 의료정책, 인공지능 의료정책 등을 종합해 보면 기초 병원의 수요가 강조되고 있어 CDSS는 기초 의료수준을 개선할 수 있는 제품으로서 시장 전망이 가능하다는 결론을 내릴 수 있다. 2015년 이후, 대표 기업이 나타나는데 '바이두 의료 두뇌' '후이메이 과학기술' '선전 순증 의학' 등 몇 개의 대표 기업이 기층 의료기관과 의사만을 대상으로 서비스를 제공하는 기업이 생겼다.

3.3.2 전형적인 응용 사례

실제로 임상 결정 지원 시스템은 현재 시장에서 세계적으로도 가장 유명한 IBM Watson 시스템이 자리 잡고 있다. IBM Watson 시스템의 발전을 돌이켜보면, 그 첫 번째 상업화 작업은 슬론-캐틀린 암 센터와의 협력을 통해 IBM Watson 암 해석 방안을 함께 훈련하는 것이다. 암 전문가들은 IBM Watson에 슬론-캐틀린 암 센터를 기념하는 많은 병력 연구 정보를 입력해 훈련하고 있다.

이 기간에 접속 시간은 1.5만 시간이며 의사와 연구진이 함께 수천 건의 환자 병력을 업로드해서 500여 권의 의학저널과 교과서이고 1,500만 쪽의 의학 문헌을 올려 IBM Watson을 빼어난 '암의학 전문가'로 키웠다. 폐암, 유방암, 결장암, 직장암에 따라 정복한 뒤 2015년 7월 IBM Watson이 IBM Watson Health의 첫 번째 상용 프로젝트 중 하나가 되면서 이들 4개 암종의 종양 솔루션을 시장화시켰다. 2016년 8월 IBM은 위암 보조 치료 훈련을 마치고 정식 출시하였다.

IBM Watson은 지금까지 알려진 정보로 볼 때 자연어 뜻 처리(NLP) 기술을 기반으로 많은 의학 시식 창고와 임상 경로를 결합한 CDSS 시스템이라고 봐야 한다. 현재 IBM Watson이 중국에 라이선스 허가를 받아 배치돼 있으며 많은 병원이 IBM Watson 종양 클리닉을 운영하고 있다. 하지만 실제 적용을 보면 IBM Watson은 착지 과정에서 응용 마찰, 환자 인정, 진료 연결 등의 문제를 안고 있다.

또 외국의 대표적인 CDSS 응용프로그램 몇 개를 보면 응용 패턴과 방향성을 알 수 있다.

(1) 인민 위생 출판사의 임상 보조원

2016년 10월 인민 위생 출판사는 임상 결정 보조 시스템(인민 위생 출판사의 임상 보조원)을 정식 출시하였다. 위생 임상 조수의 주요 데이터 공급원은 인민 위생 출판사의 63년 동안의 우수한 전문 저서로 그 중 2,000여 개 병원의 사례 자료를 모았고, 전문가 심사 위원회를 설립하였다. 자원 심사 발표 절차를 제정하여 권위 있는 내용을 선별하여 입고시켰다.

이와 함께 인민 위생 출판사는 새로운 지식, 새로운 사례, 새로운 도구를 지속해서 조직하여 체계적인 지식의 지속적인 업데이트를 보장하고, 전문적인 임상 결정 보조 시스템 및 순수한 의학 학술 상호작용권을 만들어 사용자를 의학 전공자로 선정하고 있다. 임상 의사결정 보조 시스템(인민 위생 출판사의 임상 보조원)은 임상의 의사결정을 위한 증거 제공 외에도 의사가 일상적으로 임상 지식과 경험을 습득할 수 있는 장이다. 이 플랫폼은 임상 진료 지식, 의료 피해 방지 지식, 임상 윤리적 사고, 의료사고 소통 등을 담은 유명 병원, 과 전문가의 만개 사례를 제공한다.

(2) 혜미 임상 결정 보조 시스템

인위적인 임상 보조원보다 혜미의 제품은 권위 있는 병원에서 직접 나오는 지식 체계다. 2015년 메이오의 전반적인 지식체계를 도입한 혜미 진료 그룹은 2016년 인공지능(AI) 기반의 혜미 진상 결정 보조체계를 발표하였다.

이 시스템은 국내에서 최근 발표된 의학 문헌 자료와 국내 의학 전문가 분야 지식을 결합해 자연어 처리와 기계학습 알고리즘을 활용해 의사에게 지능 분진, 감별 진단, 합리적 투약과 질병 지식 창고 조회 등의 서비스를 제공한다.

[진찰 전 문진/분진 단계]

환자는 혜미 지능 분진 시스템에서 자가 검진을 할 수 있으며, 일련의 유도적 문제를 통해 진찰 전 병의 적정 평가를 받아 "가볍고 무겁고 완만하며 급하다"라는 의사 처리에 대해 권위를 빠르게 얻는다.

위챗 공식 번호, 모바일 앱, 병원 자가 등 다양한 포트와 결합해 환자가 선택해 사용할 수 있도록 한 시스템이다. 현재는 주로 가정의사 계약 서비스와 병원 스마트 분진 등기에 활용되고 있다.

[진찰 중 의사결정 단계]

병원 라이선스 하에 혜미 임상 의사결정 보조 시스템은 전자 병력 시스템(CPOE) 업체와 데이터 협업을 진행하며, 전자 병력 중 데이터를 혜미 임상 의사결정 보조 시스템에 삽입하여 외래 의사가 표준화, 전문화된 규범을 받게 한다.

이 밖에 발열과 감기와의 관계, 발열과 폐렴의 관계 등 증상과 질병의 관계를 자동으로 발굴해 프랜차이즈 진료 경로를 표준화해 의사의 업무능력과 업무 효율성, 브랜드 파워를 높일 수 있도록 돕는다.

[진찰 후 치료 단계]

혜미 임상 결정 보조 시스템은 질병에 대한 자세한 내용이 아니라 전반적인 질병 치료 권고, 검사 권고, 투약 권고, 환자 지도 등을 포함하고 있다.

이 중 적절한 투약에 대해서는 엄격한 투약 검증 기능과 함께 약품 설명, 약물 상호작용, 기패한 증상의 검사 등을 제공해 잘못된 투약과 항생제 남용 등을 방지할 수 있도록 하였다.

또한 혜미 임상 결정 보조 시스템은 완행용 약 가이드라인을 전자화, 지능화, 완정한 환자의 병세를 평가하고, 치료 방안이 자동 생성돼 의사들이 참고할 수 있도록 통합 약 처방과 금기시 약 처방 방안을 추천하였다.

3.3.3 발전 방향

임상 실천적으로 의료 정보화의 요구에 맞게 임상 결정 지원 시스템의 실제・연구를 진행하는 것이 중요한 방향이지만, 다른 각도에서 보면 모든 질병 영역에서 적용할 수 있는 제품이 하나도 없고, 현재 시장에서는 전자 병력 한 분야만 전문화되어 있고, 그 중에서도 치과는 가장 빠르게 전문화된 의료영역이다.

인공지능(AI) 기술의 발달로 전통적인 임상 결정 지원 시스템도 한층 진화할 여지가 생겼다. 우선, 임상 병력의 텍스트 데이터에 기반한 임상 의사결정 지원시스템이 영상을 포함한 각 요소를 추가하기 시작함으로써 의사결정을 진단할 수 있는 데이터 체인을 풍부하게 한다. 병력, CT 영상을 통합하여 폐암의 초기 검사와 초음파 영상+병력을 이용한 지방간 및 관련 간 질환의 초기 검사가 포함되어 있다. 따라서 다양한 형태의 AI를 채용하여 임상 결정 지원 시스템에 더 많은 데이터 실증을 추가함으로써 임상 결정 지원 시스템이 질병 진료에 있어 의사결정 지원 능력을 더욱 강화한 도움이 될 것이다.

전문대 차원에서 뇌신경 관련 질환도 중요한 임상 결정 지원 시스템이 진전되는 방향 중 하나로 이는 뇌신경 질환이 의사결정 참여 데이터의 종류가 많고 진단 과정이 전문가에게 오랜 기간 축적된 경험 등 특징이 있어 기기 학습 등 인공지능(AI) 기법으로 의사결정을 강화하는 데 적합하기 때문이다. 이 방면은 이미 국내에서 앞선 시도가 있고 베이징 야센 과학 기술은 2017년 알츠하이머병, 뇌졸중 등 뇌질환에 대한 다양한 형태 진단시스템을 잇달아 내놓았고, 병력, 영상, 양량표 등의 데이터를 통합해 모델을 훈련해 절차와 내실 논리에서 CDSS에 더 가깝게 적용하는 방식을 도입하였다. 따라서 AI와 CDSS가 통합해서 나아가 AI-CDSS의 큰 발전 방향도 기대할 수 있다.

마지막으로, 임상의사 결정 지원시스템 적용이 연구개발에서 실행에 이르기까지 어려운 점도 직면해야 한다.

(1) 정보기술과 의학의 교차와 융합

임상 결정 지원 시스템이 정보기술(IT)이거나 의학에 대해 더 편중될지는 그동안 논란거리였다. 컴퓨터 과학의 추상성, 논리성, 가상성은 임상의학의 구체성, 경험성, 진실성과 전혀 다르다. 이 두 가지 지식 시스템을 하나로 통합하고 또한 착지 제품을 형성하는 것은 매우 어렵다. 특히 인간의 질병은 복잡성, 나변성, 불확실성 등의 특징이 있으므로 임상 결정은 환자의 병세 특성과 그에 따른 보조검사 결과뿐만 아니라 의사의 개인적 경험과 변증적 사고가 더욱 필요하다. 의학은 엄격한 논리적 추리를 따르지 않기 때문에 의사는 환자를 진단할 때 직관과 경험에 의존한다. 의사들의 환자 진료 결정은 단순한 자료 분석과 논리 추리가 아닌 복잡한 창조적 사고 과정으로 AI가 의사의 경험과 지혜를 대체할 수 없는 상황이다.

(2) 어떻게 대규모, 통일화된 임상 지식 데이터베이스를 만들고 인용합니까?

데이터는 임상 결정 지원 시스템의 핵심이다. 임상 진료 결정이 미치는 지식의 범위가 매우 크기 때문에 기초의학지식, 학과 전문지식, 영상 지식, 검증 지시, 약학 지식, 심리 지식, 사회 지식, 커뮤니케이션 기법 등이 하나라도 부족해서는 안 되며 상응하는 임상 결정 지원 시스템도 반드시 대형 임상 지식 데이터베이스를 구축해야 의사결정을 도울 수 있다. 하지만 의료 정보화 수준이 높아진 현재도 비구조화된 데이터(심전도, 컬러 초음파, DR, CT, MIR, 뇌전도, 근전도, DSA 등)가 많이 포함돼 있어 데이터 발굴이 어려워지고 오랜 기간 임상 결정 지원 시스템의 데이터베이스 용량이 지나치게 작아 임상 결정 지원 시스템의 활용과 발전을 심각하게 제한하고 있다.

그러나 앞으로의 발전을 볼 때, 특히 기초 의료에 있어서 더욱 중요한 의의는 의학 진료 경험의 침하를 실현하는 데 있으며, 이 과정에서 기초 병원의 필요에 부합하는 접지하는 임상 결정 지원 시스템, 나아가 일방적 임상 결정 지원 시스템(예를 들면 임상 검사)도 중국의 의료 자원 문제 해결에 이바지할 수 있을 것이다.

CHAPTER

4

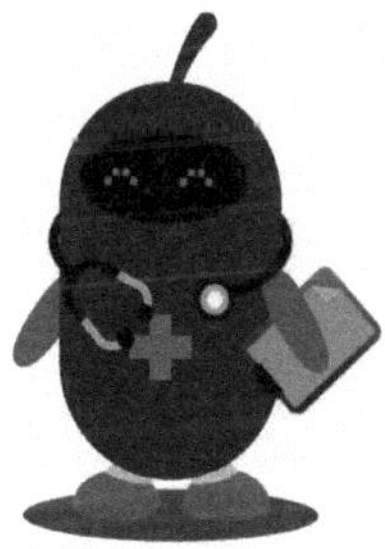

유전자 검사, 정확한 의학 시대 열다

Chapter 4

유전자 검사, 정확한 의학 시대 열다

4.1 응용 장면

10년 전 한 사람의 유전자 검사는 1,000만 위안(약 1억 8,000만 원)이 들 정도로 우리의 삶과는 거리가 멀었다. 하지만 지금은 유전자 검사 회사가 많이 생겨나고, 각종 유전자 검사 순서에 관한 첨단 기술 홍보도 심심찮게 뉴스에 중요한 지위를 장식하고 있다.

4.1.1 비침습적 산전 검사

국내에서 유전자 검사를 이용한 순서는 생산 전 검사 없이 다운증후군 검사에 초점을 맞춘 것이 가장 유명하다. 다운증후군은 21-삼체 증후군이라고도 하는데, 환자의 21번째 염색체에 염색체가 1개 더 생긴 것이 원인이다. 게놈 이상으로 태아의 비율이 높으면 태내에서 바로 유산되고, 태어난 태아도 성장 발달장애와 나발 기형이 사수 나타난다.

다운증후군은 현재 치료법이 마땅치 않기 때문에 조기 검사는 태아를 피하는 유일한 수단이다. 응용에서는 무창 산전 유전자 검사라고 하는데, 무창 산전 유전자 검사는 임산부의 외주혈 채취, 모체 외주혈에서 유리되는 DNA의 단편(태아 유리 DNA 포함)의 순서를 분석하여 태아가 염색체 비정 배체에 걸릴 위험까지 계산할 수 있으며, 이 기술은 21-3체, 18-3체 및 13-3체를 동시에 검출할 수 있으며 현재 99%의 시료를 통해 정확한 검사를 할 수 있다. 현재 국내 무창 산전 검사는 유전자 검사 기술을 이용한 '미병' 치료가 가장 널리 적용되는 사례로 이미 1,000만 가구 이상이 유전자 검사 기술의 수혜 과정을 보고 있다.

전통적인 다운증후군 체증은 주로 35세 이상 고령 산모를 대상으로 하고 검사는 양수천자를 하기 때문이다. 반면 다운증후군 전체 발병률은 1/800-1/1000 사이인데 양수천자 검사를 통해 유산이 될 확률은 1%로, 양수천자 임신부 100명 중 1명은 수술상의 이유로 유산이 되는 셈이다. 또 다른 수혜는 빅데이터 연구에서 비롯된다.

이처럼 현재 1,000만 가구 이상이 다운증후군 유전자 검사를 받고 있지만 이들 가구를 지역별로 통계적으로 분석했더니 우리가 생각하는 35세 이상 임산부 유병률이 높은 지역이 아니라 호남, 해남 등지의 매우 젊은 임산부들도 대체로 20세 이전 임산부들일 정도로 발병률이 높은 것으로 나타났다. 최소한 20세 이전의 젊은 임산부나 35세 이후 고령 임산부라면 누구나 다운증후군 검사를 받아야 한다. 유전자 검사 원가가 계속 낮아지면서 대부분 가정에서 유전자 검사 기술을 이용한 다운증후군(Dunch 증후군) 검사를 받을 수 있게 됐기 때문에 모체의 피를 채취해 검사하는 것은 다른 검사 방식보다 안전하고 편리하다.

4.1.2 종양 검사

종양은 듣기만 해도 공포심을 느끼는 질환으로 아직 발병 종양의 메커니즘은 정확히 알려지지 않았지만, 어떤 종양은 유전적인 특징이 있다. 예를 들면 유방암, 어떤 종양은 전적으로 외부에서 발생한 바이러스 감염으로 유발된다. 자궁경부암은 인간 유두종바이러스(HPV) 감염으로 발생한다. 유전자 검사 기술은 다양한 종양 검사나 진단과 표적 지도를 동반한 약물 지도에 활용될 수 있다. 유전자 측정 순서는 종양 관련 검사, 진단, 치료에 사용되며 유전성 종양 검사, 종양 표적 약물 검사, 조기 종양 진단이 주류를 이룬다.

대부분 종양이 인체에서 유전자 변이를 일으켜 생기는 것으로 이 유전자가 변이하면 세포가 정상적인 조절 능력을 잃고 무한 증식해 종양이 발생한다는 사실이 과학적으로 증명됐다. 표적 약물은 특정 유전자를 갖고 변이를 일으킨 종양세포를 일정하게 퇴치하거나 치료할 수 있다. 다만 표적 약물 치료는 특정 유전자가 돌연변이를 일으킨 환자에게만 효과가 있고 비용이 많이 드는 경우가 많으므로 표적 약물 치료에 앞서 유전자 검사를 하는 것이 좋다.

환자마다 몸에 지닌 유전자 변이가 다르며 여러 개의 유전자 변이가 수반되기 때문에 기존의 검사 기술로는 부족하다. 2세대 측정 기술은 다중 유전자 평행 검사를 가능하게 하며 질량 스펙트럼이나 칩에 기초한 유전자 검사 기술보다 종양의 변이 전경을 더 사실적으로 복원할 수 있다. 따라서 종양의 NGS는 진단과 함께 의사들이 환자 자신의 유전자 변이 및 그에 맞는 임상 상황에 맞는 최적의 치료 방안을 마련할 수 있도록 하여 잠재적으로 사용할 수 있는 표적 약물의 조기 발견 및 항종양제 치료 효율을 높인다.

현재 암을 초기에 발견할 수 있다면 치료법은 여러 가지가 있으며 대부분의 초기 암은 치료할 수 있다. 따라서 초기 암 검사와 치료가 중요하며 일정 수준의 정밀 의학 영상 검사에 협조하면 더욱 좋은 효과를 거둘 수 있다. 유전자 검사 순서는 미량의 유전자 돌연변이를 무창제 방법으로 혈중에서 찾을 수 있어 일찍부터 이를 발견하고 지속해서 관찰해 암 병변 여부를 판단할 수 있다는 장점이 있다.

그러나 체질 검사에서 이러한 서비스의 현재 난이도는 원가통제와 추정 정확도의 균형에 있으며, 동시에 아직 초기 기술 개발 단계에 있으므로 상대적으로 축적된 샘플의 양이 부족하다. 정확하게 측정해야 할 뿐만 아니라 원가가 매우 낮아야 한다. 이런 서비스 장면이 최종적으로 성립되고 임상적으로 검증될 수 있을지는 아직 약간의 실험과 데이터가 더 필요하다.

유전자 검사 순서는 종양 관련 치료와 검사에 사용되며 유명인 효과는 첨단 건강검진, 산전 진단 등에 활용되기 때문에 가격이 비싸지 않다. 유전자 검사 서열이 가장 널리 알려진 사건은 영화배우 안젤리나 졸리가 유전자 검사를 통해 유방암 위험을 낮추기 위해 유방을 절제하는 수술을 선택한 것이다. 2011년 타계한 애플 창업자 스티브 잡스가 췌장암에 걸렸을 때도 유전자 검사 순서를 모두 받았으나 암 완치를 돕지 못해 아쉬웠다.

4.1.3 희소 유전병 선별

세 번째로 유전자 검사를 이용해 '미병'을 치료한 사례는 희소 유전병 검사이다. 중국은 매년 약 1,600만 명의 신생아 중 5.6%에 가까운 80만~100만 명까지 신생아에게 결함이 있고, 5.6%는 약 30%를 유전적 문제로 인해 출생 결함이 발생하고 있고, 이 중 30~40%는 출생 전후에 사망하며, 약 40%는 평생 장애를 가져 20~30%만 치료할 수 있다.

신생아 유전성 질환 중에는 다운증후군 외에도 수백 가지의 유전성 희소병이 있는데, 이 중 상당수의 질병은 발병 확률이 비교적 낮다. 어떤 질병은 지역 분포의 특수성을 가지고 있다. 예를 들면, 지중해 빈혈의 경우 광둥, 광시, 푸젠, 하이난 등 중국의 남방 지역에서 사례가 많다. 부부 모두 이 병의 유전자 보유자일 경우, 자대에 대한 유전적 확률은 1/4은 정상 태아, 1/2은 인솔하고 1/4은 바로 지중해 환자이다. 중증 a 지중해 빈혈 태아는 임신 중기에 발병할 수 있고, 부종・심장기형・시대까지 있으며, 만월에 몇 분 안에 사망하는 병도 있다. 이런 질병의 체질 검사 중에 부모 쌍방에 대해 임신 전 유전자 검사 순서를 진행하는 것은 매우 좋은 예방 방식인데, 이는 비교적 효과적으로 희소병 확률을 제어하고 해결 방법을 찾을 수 있다.

또 다른 지역적 분포 특성이 뚜렷한 유전질환은 유전성 난청으로 중국 북부지역에 넓게 분포한다. 유전성 난청이 발병하는 메커니즘이 특이해 난청 유전자 보유자의 신생아에게 태어난 직후 난청 문제가 나타나지는 않지만, 부모가 주의하지 않으면 신생아가 발달하는 단계에서 머리에 외력의 충격을 받거나 병이 났을 때 아미노글리코틴을 복용하면 난청 문제가 불거져 평생 난청 장애를 초래할 수 있다.

4.1.4 정확한 건강관리

유전자 검사는 앞으로 정확한 건강관리에도 활용될 수 있다. 인류의 전체 게놈 측정 서류의 원가가 갈수록 낮아지기 때문에 현재 일부 회사에서는 이미 3,000위안의 전 게놈 측정서 서비스를 출시하였는데, 미래에는 심시어 무료 서비스로 바뀌어 건강검진 항목의 하나가 될 수도 있다. 전통적인 건강검진은 질병이 발생한 후에 질병이 어느 정도까지 발전했는지를 나타낼 수 있을 뿐이다(예를 들면, 초기, 중기, 말기). 그러나 유전자 검사는 아직 발병하지 않았을 때 미래에 발생할 수 있는 질병을 예방하는 데 도움을 준다.

전 게놈 DNA 검사 순서를 진행하는 기업, 예를 들어 23andMe, WeGene, 23큐브 등은 모두 서로 다른 게놈 검사 기술을 통해 전 게놈의 순서를 측정하는 서비스를 제공한다.

Illumina는 2017년 초 NovaSeq 시리즈를 기존 기기의 70%가 넘는 속도 이상으로 풀게놈 속도도 크게 향상했고 같은 해 화대 유전자도 차세대 계측기 BGISeq-2000과 BGISeq-200을 각각 고통신량과 빠른 교부만을 위한 측정용으로 내놓았다.

2018년 JP Morgan 건강산업 회의에서 화다인 유전자의 BGI Online 온라인 클라우드 컴퓨팅 서비스는 120분으로 100명의 BGISeq-500 전 게놈 데이터를 분석하고, 샘플 분석은 평균 100분이며 구이양 빅데이터 서밋에서 메가볼트 일체형 풀 게놈 분석의 하드웨어 플랫폼을 출시해 단일 풀 게놈 분석은 90분이면 가능하다. 측서(유전질 순서 측정 속도)의 가속화와 측서 비용의 절감으로 유전자 측서의 환자단 응용할 수 있었으며, 개체 유전자의 특질과 질병의 상관관계를 찾고 운동과 음식 조절을 통해 정확한 건강관리를 할 수 있게 되었다.

4.1.5 신분 확인

유전자 검사는 사람의 신분 확인에도 활용된다. “인간의 유전자 측정기 외에도 널리 활용되고 있다.” 데일 패터슨은 “의료 연구, 법

의학 감정, 농작물 연구, 동물 건강, 식품 안전 등 다양한 분야가 측정기의 위용을 펼칠 수 있는 무대"라고 말했다. 빈 라덴을 잡는 데는 유전자 검사 기술이 결정적 역할을 했다. 생명 기술 회사가 제공한 유전자 검사 기술을 이용해 미군과 미 중앙정보국은 먼저 빈 라덴의 DNA를 채취한 뒤 다시 빈 라덴 가족의 DNA와 샘플을 대조해 빈 라덴의 신분을 확인하였다.

유전자 검사 기술은 농업과 축산농가의 빠른 육종에도 응용할 수 있다. 교잡으로 벼를 기르는 데는 최소 10년 정도의 시간이 걸리고 가능한 우량 품종 하나를 키우는 번거로운 인공 선별이 필요하다. 유전자 검사 기술을 활용하면 2년 정도까지 육종 기간이 단축되고 육종의 난이도가 감소하고 사람들이 퍼즐 놀이를 하듯 벼 관련 우량 유전자를 조합해 새로운 품종을 빠르게 키울 수 있는 분자육종 기술이다.

유전자 변형 기술과는 달리 자연적으로 한 종의 유전자를 다른 종의 게놈으로 옮기는 유전자 변형 기술은 모두 원리로는 존재한다. 유전자 변형 기술은 생물학적 원리로 볼 때 안전하고 믿을 수 있으며 유전자 변형 기술이 없다면 지구 사람들의 1/3은 굶주림의 고통을 견뎌야 한다. 창업의 유전자 검사 순서를 애완동물의 건강관리에 활용해서 시장 전망이 밝다.

사람의 몸 안에는 2kg 정도의 세균이 있는데, 이것이 유해한 것은 아니지만 사람은 세균과 근본적으로 떨어져 살 수는 없다. 이들 몸 안에 생활하는 세균은 건강과 매우 밀접한 관계가 있다. 사실 한 사람의 일상적인 음식 선호도는 그 사람의 취향이 아니라 이 세균들의 취향이다. 현재 인간과 공생하는 세균을 유전자 검사 기법으로 연구한 결과 이들의 식생활 습관은 물론 비만 · 당뇨 · 관절염 · 암 등 건강에도 큰 영향을 미치는 것으로 나타났다. 이미 국내외에서 유전자 검사 기술을 활용해서 장내 세균 유형을 측정해 다이어트 사업을 지도하거나 피부 세균을 검사해 개인 미용업을 만들거나 세균 이식을 이용한 질병 치료에 나서고 있다.

4.2 핵심 기술

유전자 측정 기술은 생물 기술(Biological Technology, BT)과 정보 기술(Information Technology, IT)이 긴밀하게 결합된 기술이다. 생물 기술은 생체 DNA, RNA 견본의 추출, 순화, 건고, 측량 등 분자 생물학적 문제를 해결한다. 정보기술은 주로 측정 데이터의 처리, 계산 및 저장 등의 문제를 해결한다. 1980년부터 현재까지 유전자 기술은 3세대로 발전했지만 유전자 과정의 핵심 기술은 1977년 월터 길버트(Walter Gilbert)의 화학적 분해 측정법, 프레데릭 생저(Frederick Sanger)의 디옥시뉴클레오티드 종말법에서 나온 것으로, 이들의 연구 성과는 그해 미국 과학원 회보에 발표된다. 또한 Φ X174 식균체의 5375 뉴클레오티드 길이의 게놈 서열을 이 방법으로 측정해 인류가 해독한 최초의 완전 생체 유전자 측정 기술 전서열이다.

4.2.1 1세대 유전자 측정 기술

1세대 유전자 측정 기술은 주로 4색 형광과 모세관 전기영동 기술을 이용해 측정하는 것으로 유전자 측정 기술과 관련이 있다. 1980년대 초기 캘리포니아공대(UC)의 Leroy Hood(4P 의학의 창안자)가 4색 형광 표기를 발명해 하나의 표본에 대한 네 가지 측량 반응 산물을 전기 영도로 분석할 수 있게 해 측량 반응 효율을 획기적으로 높였다.

이 기술을 바탕으로 미국의 Applied Biosystems Inc(ABI)는 1986년 첫 상품화된 전자동 ipad 전기 영동계 ABI 370A를 출시하였다. 이후 ABI는 모세관 측정기 기술을 개발해 1990년대 초반 ABI Prism 310, 3100 등을 선보였다. 1998년 그가 내놓은 ABI Prism 3700 모세관 측정기는 실세 규모화하였다. 이후 ABI 3700에서 3730이 발전해 지금까지도 차세대 계량기 주력 기종으로 꼽히며 다른 새로운 계량 기기의 변이가 정확한지를 검증하는 데 사용되고 있다.

ABI가 개발한 1세대 측정기 외에도 1997년 미국 Molecular Dynamics가 내놓은 측정기 MegaBACE 1,000도 있다. 이것은 측정기 ABI3700과 원리, 자동화 정도와 통량 면에서 모두 비슷하지만, 가격 대비 성능은 더 높다. Molecular Dynamics는 1998년 영국의 Amersham에 인수됐다. 2004년에는 미국의 General Electric Company(GE)에 인수돼 GE 의료 단체의 일부가 됐다. 그 기간 MegaBACE는 1000에서 4000으로 업그레이드됐고, 모세관 개수는 384로 늘린 뒤 개선된 4500을 내놨다. ABI와의 경쟁에서 MegaBACE는 뒷심이 부족해 결국 시장에서 퇴출당했다.

Sanger 측서법은 순서를 측정하는 표준으로 단일 측서로 1,000bps 이상 읽으며 정확성이 거의 100%에 이른다. 또한 통량, 원가, 읽기 순서와 속도와 데이터 분석 시스템 등의 방면에서 모두 날로 증가하는 전체 게놈 순서의 수요를 만족시킬 수는 없지만, 일부 특수한 영역, 예를 들면 HLA분형과 일부 분자생물학 실험실의 저 통량 게놈 측정 순서를 하고 있으며, 업계 약칭 산식 업무는 여전히 차세대 게놈 측정 플랫폼을 이용하고 있다.

4.2.2 2세대 유전자 측정 기술

2세대 측량기술인 현재 자주 듣는 차세대 측량(Next Generation Sequencing, NGS) 기술은 대표적인 2세대 측량 플랫폼으로 스위스 Roche의 454 측량 시스템이 있다. Roche는 454 측정 시스템이 통량, 정확성, 원가 등에서 경쟁력이 떨어지자 2013년 측량 454를 폐쇄하고 2016년 측량 무대에서 퇴출하였다.

미국 ABI 회사의 SOLD(Sequencing by Oligo Ligation Detection)는 5500XL로 SOLID는 DNA 연결 반응에 기반한 측정 순서를 채택하고 있으며, 복잡한 기술(생물 및 컴퓨팅 기술) 안정성 저하 등의 이유로 단종됐다. 2008년 ABI와 Invitrogen은 합병해서 Life Technologies를 설립하고 2010년, 2012년 반도체 계량기 Ion Torrent와 Ion Proton을 출시하였고 이를 개인화해서 게놈 측정기(Personal Genome Machine, PGM)를 조작해 좋은 성적을 거뒀다고 한다.

2014년에는 Life Technologies는 136억이 Thermo Fisher Scientific이 달러에 인수됐다. Thermo Fisher Scientific은 임상급 계량기를 양산할 수 있다. 현재 중국에서 의료기기의 자질을 취득한 유전자 측정기 중에는 Ion Proton 기반의 플랫폼이 있다. 현재 시장에서 가장 성공적인 유전자 측정기 회사는 Illumina이고 이 회사는 전 세계 측정기기 시장의 70%가 넘는 점유율을 차지하고 있으며 시가총액은 350억 달러 이상을 볼 수 있다. nlumina와 Solexa 모두 1998년 설립됐으며 Solexa는 가역적 말단 종료법을 적용해 고상합성 변측서를 만드는 기술이 케임브리지 대학에서 나왔다.

Solexa는 2005년 Lynx Therapeutics를 역방향 수매해 이 기술을 상용화하였다. 2007년 미국 회사 Illumina는 Solexa 인수를 완료하고 유전자 계측기 개발 제조에 뛰어들었으며, 계측시스템의 뛰어난 성능으로 NGS 싸움에서 ABI와 454를 완파하고 가장 강력한 성원이 됐다. Solexa/Illumina의 1세대 측정기 Genome Analyzer는 2006년 출시돼 1Gb의 데이터를 단차 운행 내 측정할 수 있다. 그 후에 몇 년간 Illumina는 HiSeq, MiSeq, MiniSeq, NextSeq을 비롯해 초대형 계측서에 적용된 HiSeq X Ten, NovaSeq 등 시리즈를 잇달아 출시해 다양한 계측 규모와 응용 수요를 충족시켰다.

중국에서는 2013년 미국 상장 회사 CG(Complete Genomics)에 대한 전폭적인 인수를 완료하고 몇 년간 기술투자를 지속해 BGISeq 측량기를 양산했으며 BGISeq-50, BGISeq-100, BGISeq-200, BGISeq-2000 시리즈를 통해 기존 CG의 Black bird 측량기(BGISeq-1000)를 유통하고 없어서 CFDA 인증을 받는다. 중국은 유전자의 끊임없는 노력과 탐사로 2세대 측량기를 대량 생산하는 두 나라 중 하나로 성장해 생물 분야 연구와 산업을 선도할 수 있게 됐다.

2세대 측량 기술에는 조인산 측서법(焦磷酸测序法), 연결 효소 측시법(连接酶测序法) 등 상저법 외에도 일부 다른 측량기술이 등장하였다. 이 중 조인산 측서법은 Roche 회사의 454 기술에 사용된 측서기법이고, 연결 효소 측서법은 ABI 회사의 SOLiD 기술에 사용된 측서기법이지만 이들의 공통 핵심 수단은 모두 Sanger의 DNA 합성 반응을 중단시키는 dNTP를 이용한 것이다. 2세대 측정 기술은 1세대 측정 기술에 비해 고통신량, 저비용, 민감성 등의 장점이 있다.

2세대 측정 기법은 전통적인 모세관 전기영동에 의존하지 않고 칩에 반응해 칩상의 수백만 개의 점과 동시에 측정할 수 있으며 2세대 측정 기법은 Mb마다 염기성본이 Sanger 측정법보다 96.0~99.9% 감소하고 2세대 측정기기는 저 풍도 DNA 정보에 대한 검사를 보장하도록 설계됐다. 단점은 읽기 길이가 짧아 후속 데이터 분석에 불편할 경우의 접합 및 Polymerase Chain Reaction(PCR)을 이용한 편향이다.

미국 Ion Torrent가 2010년 Life Technologies에 인수된 이후 Ion Torrent PGM(2010년)와 Proton(2012년)을 잇달아 출시한 2세대와 3세대 사이에 위치한 측정 플랫폼으로 Ion Torrent가 개발한 반도체 측정기가 핵심 기술이다. 반도체 서열을 측정하는 기술도 형광 신호가 아닌 Microemulsion PCR을 적용한 것이 다르다. Ion Torrent PGM은 3가지 칩으로 314칩은 작은 유전자 측정에 적합하며 316과 318칩은 전사체 측서와 염색질 면역 공침전 측서에 사용된다.

Ion Torrent PGM은 통량은 낮지만, 속도가 빠르고 원가가 낮으며 기기 규모가 작으므로 사용 범위가 넓다. 16SRNA측정서, 미생물이나 바이러스의 처음부터 재측정서, 목표 영역 포획측정서, 단일뉴로이드 다형성검사(单核苷酸多态性检测), 단직렬 중복서열측정서, 혼합감염 감정 및 미토콘드리아 DNA 측정서 등에 적합하게 적용된다. 다만, Ion Torrent PGM 역시 여러 번의 세면 과정으로 인한 오류 누적, 고도 중복 서열과 동종 다중 서열 읽기 시 오류율 등이 부족하다.

4.2.3 3세대 유전자 측정 기술

현재 생산된 3세대 계량기는 미국 Helicos BioSciences, Pacific Biosciences, 영국 Oxford Nanopore Technologies가 있다. Helicos BioSciences가 만든 HeliScope는 최초의 진정한 단분자 측정기이다. 이 미국 회사가 2003년 설립해 2008년 내놓은 HeliScope 단분자 측정기는 기본적으로 초민감 형광 검사를 통해 증폭된 분자 집합에 의존하지 않고 신호를 증강하는 합성 서류에 기반을 두고 있다.

기존 기술에 비해 HeliScope 독장, 통량, 원가가 월등히 우위에 있지 않다. 2012년 말 Helicos BioSciences는 파산 보호 신청을 공식 제기하였다. 2004년 설립된 Pacific Biosciences(PacBio)는 같은 해 Single Molecule Real Time, SMRT을 적용한 최초의 합성 반응 과정에서 새로운 사슬에 통합된 형광 신호를 직접 구별하는 시스템을 선보였다. PacBio는 2011년 첫 상업화 설비 PacBio RS, 2013년 업그레이드된 PacBio RS Ⅱ하고 2015년 출시해 Sequel이고 이것은 RSⅡ보다 독장이 눈에 띄게 향상돼 오류율이 높지만, 여전히 시장에서 3대 계측서열의 가장 주력이 되는 모델이다.

Oxford Nanopore의 나노 구멍 기술은 핵산줄 거푸집 분자가 나노 구멍을 통해 일으키는 신호 변화에 따라 실시간으로, 빠르고, 낮은 비용의 유전자 측정을 할 수 있는 서열을 발전시킬 것으로 여겨진다. 2005년 설립된 Oxford Nanopore는 2012년 GridION은 내놓고 2013년 내놓은 USB 크기의 MinION으로 생산량 40Gb에 초당 500개의 염기를 읽을 수 있는 컴팩트한 디자인과 편리한 조작으로 시장의 관심을 끄는 데 성공하였다.

3세대 측량 기술은 2세대보다 시약 원가를 낮추고 운행 속도를 높이는 것이다. PCR을 거치지 않고 직접 합성하면서 측정하는 단분자 서열이 특징이다. 이것은 샘플 처리 과정을 단순화해 오합성을 방지할 뿐 아니라 구아닌(鸟嘌呤), 홀씨(胞嘧啶), 아데닌(腺嘌呤), 티민(胸腺嘧啶) 함량 등의 영향을 받지 않아 3세대 측정 기술은 RNA와 메틸화 DNA 서열을 직접 측정할 수 있다. 다른 NGS 플랫폼에 비해 나노공 측정 기술은 장독, 고통신량, 저비용, 짧은 소모 시간과 데이터 분석이 상대적으로 간단한 장점이 있다는 것이고 나노공 측정 기술은 앞으로 시장에 투입되면 몇 시간, 몇 백 달러의 원가에 풀게놈 측정 순서를 완성할 수 있을 것으로 기대된다.

유전자 측정 순서는 방대한 양의 데이터를 만들어냈고 계속해서 더 많은 양의 데이터를 만들어 내고 있으며, 어떻게 하면 유용한 정보를 데이터에서 더 읽고 발견할 수 있는지, 데이터 연산 및 통계 분석 능력에 도전하고 있다. 일반적으로 생체 정보 컴퓨팅은 데이터 집약적인 고성능 컴퓨팅이라고 생각하며, 현재 널리 활용되고 있는 생체 정보 컴퓨팅 Linux 클러스터는 NCBI의 BeoWulf 시스템에서 발전하여 이를 통해 향상된 작업, 효율성, 용이성 등을 도입하였다.

예를 들면 Sun Grid Engine, LSF, Slurm이다. 일반 컴퓨터로는 계산 기능이 부족해서 서버와 저장, 네트워크는 생체정보 분석의 필수 자원이 됐고, 집중 배치와 공유를 위한 클라우드 컴퓨팅도 생체 정보의 필연적인 발전 추세가 됐다. 단일 유전자의 데이터는 유전자 빅데이터라고 할 수 없지만, NGS 기술의 적용으로 유전자 서열이 끊임없이 생기고 측정 빅데이터가 탄생하는 시대가 오고 있다. 유전자 빅데이터는 단일과 소수 유전자 데이터에 비해 새로운 데이터 관리와 분석 패턴이 필요하고, 빅데이터 프레임워크인 Hadoop과 Spark 등도 점차 영입되고 있다. 최신 GATK 세트 4.0 버전처럼 Spark 컴퓨팅 프레임워크를 도입해 계산 효율을 높이고 있다.

NGS 생체정보 분석에서 서열 비례와 기록은 본질적으로 낮은 연산에 속한다. 현재 NGS가 입수한 유전자 서열 간 및 유전자와 표형 간의 관계에 대한 분석은 주로 특정 목표에 기초한 통계학적 분석과 확증 단계에 있으며, 발굴할 수 있는 정보량은 본래 존재할 수 있는 정보에 비해 매우 제한적이다. 유전자 서열을 해독하고 기록하는 것이 최종 목적이 아니라 유전자 서열 간 및 유전자 서열과 임상(질병) 표형 간의 상관관계를 발견하고 이해하는 능력이 가장 중요하다. 현재 뜨거운 생명 건강 빅데이터를 현재의 생체정보 데이터 분석 알고리즘, 도구와 인프라에 새로운 도전을 제기하고 빅데이터 도구와 인프라를 도입해 이를 해결해야 한다. 예를 들어 SAP의 메모리 데이터베이스 HANA, 갑골문 회사의 ExaData 일체화된 해결책이거나 Intel 차세대 메모리나 메모리 기술 Optane이다.

4.3 사업 모형

유전자 검사 순서의 주변 산업 사슬, 즉 산·하위 산업은 이미 완벽한 상업 서비스 체계를 형성하였다. 산업 사슬 상위에는 주로 DNA/RNA 추출 시약함, 건고, 실량 측정기기 등이 포함된다 산업 사슬의 종류는 주로 순서를 측정하는 서비스를 주요로 하는데 과학 연구 순서를 측정하는 서비스와 임상 측서 서비스로 나눌 수 있으며, 일부 회사도 직접 사용자를 대상으로 하는 순서를 측정하는 서비스를 제공한다. 산업 사슬 하위권에서는 유전자 데이터를 주요한 소프트웨어 개발, 클라우드 컴퓨팅 서비스 등이 주로 이뤄진다.

4.3.1 유전자 측정 기구 제조

유전자 측정 기구 제조는 전 세계 유전자 측정기의 연구개발과 생산 능력이 있는 회사로는 미국의 Illumina와 중국의 화다 유전자 자회사인 화다즈조(华大智造)가 있다. 또한 Life Technologies, Pacific Biosciences, 454/Roche, Oxford Nanopore 등 규모가 작거나 이미 일선 기업에서 퇴출당한 회사도 있다. 신흥 유전자 검사 장비 업체도 속속 생겨나고 있고, 예를 들어 Stratos Genomics는 뉴클레오티드 서열을 확장할 수 있는 기술로 알려져 있는데 Atlas Genetics는 유전자 검사를 통해 질병 발생 세균의 내성 유전자 보유 여부를 빠르게 실시간으로 확인할 수 있는 기술을 개발하였다.

4.3.2 유전자 검사 서비스

유전자 검사 서비스는 고객별로 과학 연구 서비스, 소비자를 직접 대상, 의학 진단 서비스 등 세 가지 모델로 나뉜다.

과학 연구 서비스를 위한 유전자 검사 서비스는 유전자 검사 서열을 서비스 내용으로 하며, 화다 유전자가 벼의 전체 유전자 측정을 완료한 후 제시하였으며 최초로 MegaBACE 플랫폼을 사용하였으며, Ilumina의 2세대 측량 플랫폼이 성숙하여 화다 유전자가 유전자 측량 서비스를 더욱 성숙시켰다. 이후 설립된 바이맥(百迈克)과 노바치원(诺禾致源) 등 유전자 검사 서비스를 주요 내용으로 하는 회사들이 화다 유전자 등과 함께 유전자 검사 서비스 시장을 선도하고 있다.

소비자를 직접 대상으로 하는 유전자 검사 서비스는 23andMe, Accestry, 국내 WeGene 등이 유전자 칩을 플랫폼으로 서비스하고 있다. 칩을 기술 플랫폼으로 하는 장점은 측정 순서가 상대적으로 일정하고 측정 데이터양이 작아 기술 장벽이 낮아 일반 소비자들이 쉽게 받아들일 수 있다는 것이다. 또한 이런 서비스는 민감한 의학적 진단 내용을 피하는 경우가 많아 서비스의 조기 발전을 위한 중요한 토대가 되고 있다.

관련법이 부족해서 FDA는 2013년 23andMe의 소비자 대상 질병 유전자 검사 서비스를 중단했다가 23andMe의 노력 끝에 2015년 2월 첫 번째 23andMe의 소비자 대상 유전자 검사 프로그램(Bloom 증후군)을 최종 승인하였다. 장 바이러스군의 연구가 계속 발전하면서 국내외에 장 바이러스 군서 측정 서비스 회사도 생겨났다. 예를 들어 미국의 uBiome 회사가 장 바이러스군을 포함한 피부와 생식도 균군 검사 서비스를 제공하는 등 일부 진척되고 있다.

마지막으로 의학 진단 서비스를 주요 모델로 하는 유전자 측정 서비스이다. 측정 순서는 앞서 언급한 다운증후군 검사, 종양 검사, 희귀병 검사, 미지의 병원 검사 등이다. 비교적 유명한 회사는 국내 화다 유전자(华大基因), 베리호캉(贝瑞禾康), 아노요다 등이고 해외에서는 Foundation Medicine, Natera, Sequenom, Ariosa(2014년 Roche에 인수), Illumina의 Verifi, Invitae 등이 있다. 이런 회사가 제공하는 유전자 검사 서비스는 의사들이 진단서를 작성해 주고 검사 결과도 의사가 환자에게 읽어준다.

4.3.3 소프트웨어 개발과 클라우드 서비스

현재 계측기 하드웨어는 판매마진이 높아 비즈니스 모델도 바뀌고 있다. Oxford Nanopore는 이미 샘플 수에 따라 요금을 부과하는 서비스 형태를 시작하며 미래의 중요한 비즈니스 서비스 모델이 될 것으로 예상된다. CT, MRI 등 영상 기구 임대 분류 형태로 운영되고 제3의 영상 측정 센터까지 생겨났을 것으로 짐작된다. 같은 맥락에서 클라우드 측정 서비스 센터도 생긴다. 사용자는 컴퓨팅·메모리 자원을 빌려 쓰듯 서열을 측정할 수 있는 능력을 빌리고, 플랫폼·기술을 달리 선택할 수 있으며, 심지어 클라우드 서비스 선택처럼 경쟁적으로 측정 서비스를 빠르게 받을 수 있게 된다.

현재, 각 측정기 하드웨어 제조업체는 모두 조립된 분석 소프트웨어를 제공하며, 화다 유전자가 사용자에게 전용 하드웨어 컴퓨팅 일체기를 제공하고 있지만, 전문화되거나 더욱 심화한 데이터 분석 수요를 만족시키기는 어렵다. 유전자 데이터가 빠르게 증가함에 따라 소프트웨어 수요는 더욱 높아질 수밖에 없다. 하지만 소프트웨어 구매 고객은 주요 과학 연구기관, 생물 과학기술 회사, 제약회사이다.

유전자 분석의 전문성과 고도의 복잡성 때문에 소프트웨어 엔지니어는 생체정보학자, 생물학자와 긴밀하게 협력하는 것이 일반적이다. 해당 서비스 모델을 진단하기 위한 업무는 미국 건강보험 방안(U.S. Health Insurance Portability and Accountability Act, 약칭 HIPAA), 유럽 통용 데이터 보호 규정(General Data Protection Regulation, GDPR) 등의 요구사항을 따라야 한다. 엄격한 데이터 보호 요구는 유전자 검사 관련 소프트웨어 개발 비용을 비교적 높게 만들며 일정한 진입 장벽을 가지고 있다.

유력 유전자 검사 서비스 회사들은 대부분 자체 데이터 센터를 지어 자신의 유전자 검사 업무를 지원한다. 처음 창립한 기업은 공유 클라우드 서비스가 좋다. 공유 클라우드 서비스는 클라우드 저장 서비스와 클라우드 컴퓨팅 서비스 두 가지 방면을 포함한다. 저장 클라우드 서비스는 Google은 전문적으로 클라우드 서비스를 개발해서 유전자 데이터를 클라우드에 저장하고, 글로벌 게놈학건강연맹(GA4GH) 기준에 맞는 응용 프로그래밍 인터페이스를 개발자들이 호출할 수 있도록 제공한다.

Amazon의 AWS는 유명 유전자 데이터 모음 1,000유전자 프로젝트(1000 Genomes Project)에 클라우드 저장 서비스를 무료로 제공한다. 유전자 측정 데이터 분석은 주로 원시 측정 데이터 처리, 데이터 질량 측정, 유전자 서열 대비와 주석, 결과 가시화 등을 포함하고 있으며, 기타 생물 및 의학 데이터와 연합하여 데이터 발굴을 진행하여 질병 및 약물 연구와 관련된 정보를 분석하여 정확한 의학의 발전을 촉진할 수 있다.

CHAPTER

5

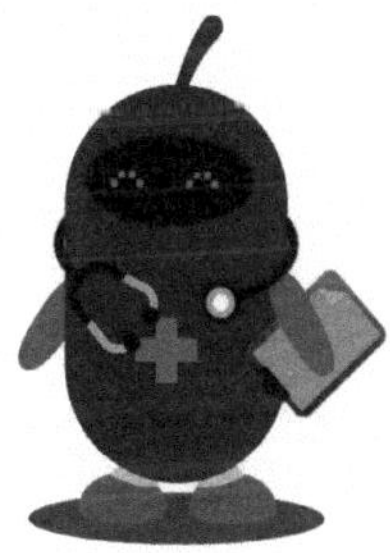

건강관리, 치료 아닌 예방

Chapter

5 건강관리, 치료 아닌 예방

5.1 응용 장면

건강관리는 수동적인 질병 치료를 능동적인 자기 건강관리로 변화시키고 인터넷 및 인공지능 기술을 광범위하게 융합하여 생활 속에 적용함으로써 사용자의 전 생애 주기를 관통하는 데이터 수집, 검사를 실현하고 각종 데이터 지표를 종합적이고 지능적으로 분석하여 이용자의 건강관리에 서비스함으로써 건강 관여와 관리능력을 향상시키고, '치료'에서 '예방'으로 이행함으로써 의료자원 수급 갈등을 완화하고, 국민 건강수준을 지속적으로 개선할 수 있도록 더욱 포괄적으로 뒷받침한다.

개인의 건강 데이터는 매우 복잡하며 데이터의 출처에 따라 생리 데이터(예 혈압, 맥박), 환경 데이터(예 매일 호흡하는 공기), 소셜 데이터 등으로 나눌 수 있다. 개인별 건강 데이터에 기반한 AI는 건강에 대한 미래적인 관리가 가능하고, 건강 웨어러블 기기를 통해 인체의 각종 생리 지표를 실시간으로 모니터링하여 잠재적 건강 리스크에 대한 지시와 개선 방안을 제시할 수 있다.

건강관리 애플리케이션과 건강 스마트 하드웨어를 결합함으로써 이론적인 측면에 인체의 전반적인 건강관리가 가능하지만, 현재 센서, 하드웨어 발전 수준, 관련 질병 데이터의 축적 부족 때문에 현재에는 질병 예방, 만성질병 관리, 운동 관리, 수면 모니터링, 모자 건강관리, 노인 관리 등이 주요 적용 대상이다.

5.1.1 질병 예방

질병 예방은 사용자의 식습관, 단련 주기, 약 복용 습관 등 개인 생활정보 수집을 통한 인공지능(AI) 기술을 활용한 데이터 분석이 사용자의 건강 상태에 대해 정량적인 분석을 실행하여 건강 상태를 전반적이고 정확하게 파악할 수 있도록 돕고 건강하지 못한 행동과 습관을 바꿀 수 있는 토대를 마련한다. 예를 들어 리스크 예측 분석 회사 Lumiata의 핵심 제품인 리스크 매트릭스(Risk Matrix)는 질병 위험이 시간으로 변하는 궤적을 개체에 그려주고, 핵심 엔진인 메디컬 그래프(Medical Graph)는 현재와 미래의 개인 건강 궤적을 반영하여 상세한 임상 기본 원리를 제공한다.

5.1.2 만성질병 예방

만성질병 관리 응용은 의사소통의 교량으로서 의사의 일을 덜어주면서 환자의 병을 이미 알고 통제할 수 있는 상태에서 판단하고 처리하는 것이다. 의미 분석, 명령어 이해 등을 통해 당일 측정된 지표, 음식 섭취 상황 등을 기록한다. 환자의 데이터가 변했을 때 AI는 즉시 문제를 발견해 의사나 약사를 인공적으로 개입시킬 수 있다.

예를 들어 당뇨병 관리 시스템은 인슐린 펌프와 빅데이터를 이용하여 환자의 혈당 추이를 예측할 수 있으며, 저혈당 발작 3시간 전에 경보를 발령해서 혈당 변동 및 저혈당 발생을 더욱 줄일 수 있다. 고혈압 관리 시스템은 스마트 웨어러블 기기(예를 들어 스마트워치)를 통해 일반 혈압계 토시처럼 바람을 넣어 혈압 데이터를 읽고, WiFi, 블루투스 등의 기술을 통해 자동으로 혈압 데이터를 인터넷 클라우드에 전송하여 의사나 환자 본인에게 피드백하여 데이터 분석과 데이터를 저장하고, 심박수를 실시간으로 읽어 야간 사용자가 잠든 사이 혈압 심박수를 실시간으로 모니터링하여 고혈압이나 뇌졸중 위험이 발생하기 전에 환자에게 알려준다.

5.1.3 운동 관리

운동 관리는 건강관리 분야에서도 큰 시장을 갖고 있다. 스포츠 관리 응용은 웨어러블 기기(예를 들어 운동복에 끼는 웨어러블 기기)를 운동으로 관리하고 센서를 사용하여 운동 데이터를 수집하여 분당 걸음 수 계산을 통해 리듬을 측정할 수 있으며, 골반의 수직진동에 대한 데이터도 제공하여 오래 앉아있는 골반의 회전과 과도한 스텝의 경향을 조절하고 골반의 하강 문제를 인식하여 시정할 수 있도록 지원한다.

5.1.4 수면 모니터링

수면 모니터링 응용은 현재 건강관리의 중요한 방향이며 아직 발전 초기이다. 핀란드 제조사 베디트 슬립 모니터(Beddit Sleep Monitor)가 개발한 수면 모니터링 장비는 BCG(심장 투과 심전도)로 심장, 폐, 기타 신체 기능의 기계적 활동을 측정할 수 있으며, 아이폰을 통해 코골이, 수면시간, 휴식 심박수, 호흡속도, 잠자리에 드는 시간, 기상 횟수, 깊이 잠드는 시간 등을 포함한 사용자의 매일 수면 습관을 모니터링할 수 있다. 이 회사는 2017년 5월까지 애플에 인수됐다. Hello 회사가 개발한 Sense 수면 측정 장비는 베개 안에 넣어두기 소형 추적기를 장착하여 수면 상태를 자동으로 체크하고 점수를 매겨 주변 환경이 수면의 질에 영향을 미치는지를 평가한다.

5.1.5 모자 건강관리

AI의 모자 건강관리 분야 응용은 두 가지로 나눌 수 있다. 한편으로 여성의 임신 전후 데이터 모니터링은 일반적으로 스마트 하드웨어나 웨어러블 기기와 결합하여 개인의 생리 증상, 정서 상태, 수면 등의 데이터를 모니터링한다. 다른 한편은 육아 지식에 대한 퀴즈다. 모자의 건강에서 새로운 생명을 잉태하고 아기가 태어나 자랄 때까지 개인의 형체 변화, 심리적 감정 변화, 육아 기능은 물론 심지어 각종 복잡한 가정 문제까지 해결해야 한다.

예를 들면, Owlet 무한 스마트 양말은 아기의 건강과 편안함을 측정하여 아기의 심박수, 혈산소 수준, 수면의 질, 피부 온도 및 수면 위치 등의 정보를 기록하여 이상 심박수나 혈산소 수준 등을 탐지할 때 부모에게 알려준다. Sprouting이 개발한 추적 장비는 통기 소재로 만들어져 아기의 발목에 묶을 수 있다. 내장된 센서가 아기의 심박수, 피부온도, 동작, 위치를 추적하고 아기가 잠자리에 드는 단계를 추산하여 얼마나 더 깨어날지 예측하고 정서적 안정 여부를 판단하며, 주변 환경의 소리, 온도, 습도, 빛을 감지해 최적의 수면 환경을 보장한다.

5.1.6 노인 관리

노인간호 시스템은 노후 생활에 대해 가족이 원격으로 노인의 상황을 파악할 수 있고 돌발 상황이 있을 때 즉시 구조할 수 있도록 한다. 시스템은 집 곳곳에 흩어져 있는 ZigBee 센서를 통해 데이터를 수집할 수 있으며, 비정상적인 행동이나 돌발 상황이 감지되면 위챗 등 소셜 네트워크를 통해 가족이나 친구에게 즉시 필요한 조치를 취하도록 통지한다. 센서 위주 클라우드 기반의 감지형 시스템으로, 쉽게 말해 집에 센서를 여러 대 장착하여 데이터를 축적하고 분석하면서 노인들의 생활 방식을 배우고 노인들의 생활기반을 구축하고, 돌발 상황이 발생하면 가족이 이를 바로 알 수 있도록 안내해주는 시스템이다. 예를 들어 평소에 7시 반에 일어나는데 아침 8시에도 일어나지 않으면 가족에게 문의 전화를 하도록 문자를 보낸다.

5.2 핵심 기술

건강관리 산업은 광범위하게 내포되어 있으며, 그 기술 체계는 크게 스마트 의료 건강 기기, 의료 건강 업무 및 응용, 안전의 세 가지이다. [그림 5-1]과 같다.

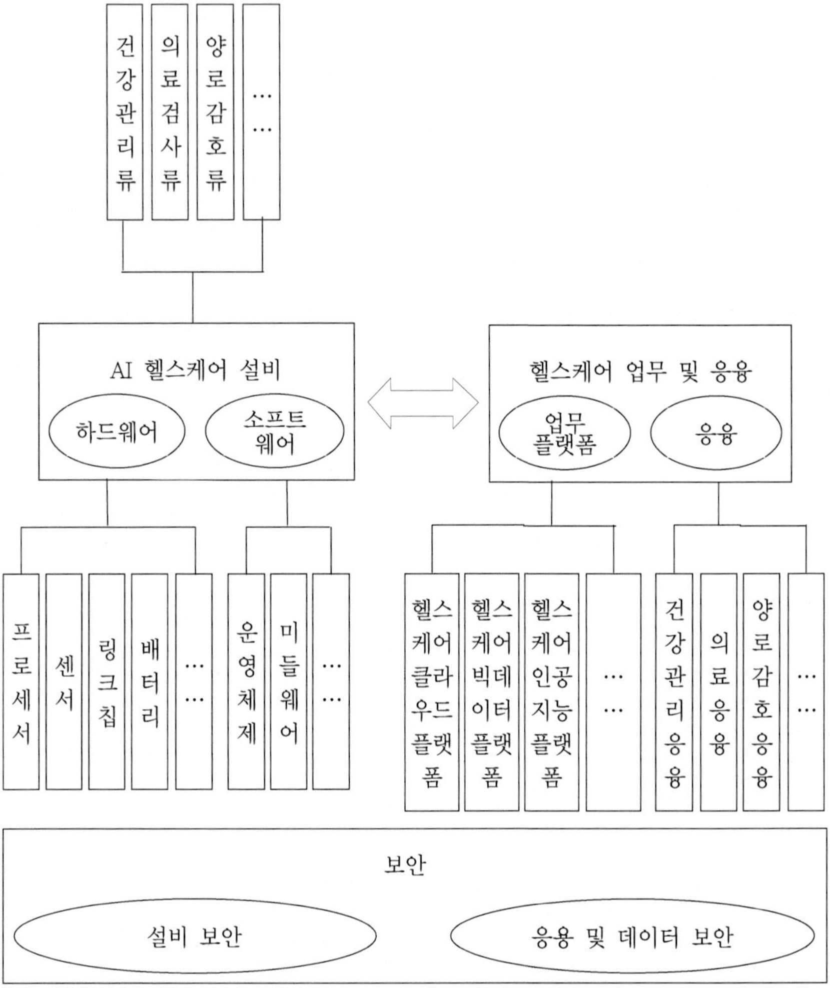

[그림 5-1] 건강관리 기술 체계

5.2.1 단말 핵심 기술

헬스케어 단말 기술은 인체를 정밀하게 계량화하는 일이 관건이다. 건강관리 단말기는 애플리케이션, 클라우드 서비스와 결합해 각종 인체 체중 데이터(혈당, 혈압, 혈중 산소, 심장박동 등)를 수집・전송하는 기능을 수행한다. 건강관리 단말의 인체 지표에 대한 정확한 계량화는 건강 빅데이터 분석의 근간으로 고성능 고신뢰 바이오시밀러 기술(지능형 감지, 인식, 알고리즘 등을 포함), 저전력 경량화 기반 소프트 하드웨어 기술(저전력 칩, 운영체제, 응용 개발도구 등을 포함), 저전력 광역 지능형 IoT 기술(IoT 솔루션, 합의 스택, 칩 등을 포함) 등을 돌파하는 것이 시급하다.

건강관리 단말기는 적용 시나리오에 따라 건강관리 기기, 의료검진 기기, 양로 보호 기기 등으로 구분할 수 있다. 건강관리 기기에는 주로 건강 밴드, 건강 시계, 웨어러블 보호 기기 등이 포함되어 있으며 혈압, 혈당, 혈산소, 심전 등의 생리적 파라미터와 건강 상태 정보를 실시간, 연속적으로 모니터링하여 온라인 실시간 관리와 경보를 실현한다.

의료 검사 설비는 주로 휴대용 건강 모니터링 장비, 셀프 건강 모니터링 장비 등이 포함된다. 휴대용 건강 감시 기기는 가정, 가정의사, 지역사회 의료기관의 통합식, 분립식에 사용된다. 건강 모니터링 앱 키트만 가능하며 개인, 의료진, 기관이 가정과 이동 장면에서 각종 생리 지표를 실시간으로 모니터링할 수 있고 온라인 관리 시스템을 통해 원격 건강관리 등의 기능을 구현할 수 있다. 셀프 건강 모니터링 기기는 커뮤니티 기관, 공공장소의 셀프 스마트 건강 모니터링 기기로 사용되며, 사용자가 다양한 커뮤니티 기관에서 언제, 어디서나, 셀프 건강 상태를 모니터링할 수 있도록 하여 사용자의 자기 건강 관리 능력을 향상한다.

스마트 양로 보호 장비는 주로 가정의 노후 및 기관의 노후를 위한 스마트 휠체어, 보호 침대 등의 스마트 모니터링, 재활, 병간호 장비, 치매 환자의 유실을 예방하는 고정밀 실내외 위치 추적 단말기 등 자율적인 양로 기능을 구현하고 사용자의 자율적인 양로·자율적인 관리 능력을 향상해 사회와 가정의 양로 자원의 활용 효율을 높인다.

5.2.2 네트워크 핵심 기술

네트워크 계층은 실시간, 신뢰성, 안전한 정보 전송을 구현한다. 네트워크 계층은 공중망 또는 전용망을 통해 무선 또는 유선 통신 방식으로 감지 계층과 플랫폼 계층 및 응용 계층 사이에서 정보를 전달한다. 의료 건강 측면에서 네트워크 계층의 접속망은 주로 WiFi, ZigBee, Bluetooth, UWB, Z-wave, NFC, IrDA 등의 짧은 거리를 포함한다. 이무선 통신 기술, 코어 넷은 유선 네트워크 기술과 2/3/4/5G, NB-IoT, LTE-M/eMTC, EC-GSM, LoRa, SigFox 등 원거리 무한 정도를 다루고 있다. 통신 기술 네트워크 구조에는 '6LoWPAN 센서 서브넷 + IP 넷' 등의 방식이 포함된다.

건강관리 통신 기술에는 와이파이, 블루투스 등 단거리 무선통신 기술, 3G/4G 셀룰러 통신 기술 등 광역망 통신 기술도 포함된다. 고속률 사업에는 3G, 4G 기술이, 중등률 사업에는 GPRS 기술이 주로 사용된다. 또한 NB-IoT 셀룰러 기술(협대역 셀룰러 사물인터넷)은 전 세계적인 통합 모바일 IoT 표준으로서 셀룰러 네트워크에 따라 광범위하고 저전력, 다렌을 연결하는 네트워크를 구축하여 LPWA 분야 최고의 솔루션으로 저속업무의 다양한 응용 장면을 만족시킬 수 있다. NB-IoT는 IoT를 통신 파편화에서 벗어나 의료업계의 정보화 고도화에 이바지할 것이다.

공신부가 NB-IoT 구축 발전을 본격적으로 추진하는 정책 아래, 중국 NB-IoT 네트워크 배치 프로세스가 가속화되고 있다. 차이나유니콤(China Unicom)과 차이나 모바일(China Mobile)은 2017년 세계 최대 규모의 NB-IoT 네트워크 구축을 잇달아 완료했다. 계획에 따르면 차이나유니콤은 2018년에도 전국 300개 도시에서 NB-IoT 커버리지(범위)를 구현한다. 공신부는 2020년 중국 NB-IoT 기지국 규모가 150만 개, NB-IoT 기반 M2M 연결이 6억 개가 넘을 것으로 전망하였다. 3대 사업자의 대규모 IoT 네트워크 배치에 수반하여 NB-IoT의 규모화 추천이 IoT 보급의 중요한 돌파구가 될 수 있으며, NB-IoT 네트워크는 의료 IoT 분야에서 널리 활용될 것이다.

또 다른 셀룰러 사물인터넷 기술인 eMTC(LTE-M)는 이동성, 멀티비즈니스, 중속도, 저전력, 광커버리지 등의 특징을 가지고 있어 NB-IoT 비즈니스 시나리오와 상호보완적이다. 차이나유니콤과 차이나텔레콤(China Telecom)도 eMTC 인터넷 시범 상용화에 나설 정도로 발전 속도가 빠르다.

5.2.3 플랫폼 핵심 기술

건강관리 빅데이터 플랫폼 핵심 기술의 발전은 의료 건강 응용의 혁신을 더욱 촉진하고, 의료 건강 데이터의 스마트 판독, 분석 및 처리를 실현하며, 편리하고 정확하며, 대학의 의료 건강 서비스를 제공한다.

현재 빅데이터 플랫폼 핵심기술은 데이터 수집 기술, 데이터 저장 기술, 데이터 플랫폼 기술, 데이터 처리기술, 데이터 표시 기술 등 5대 핵심기술로, 각 건강 단말 제품에 대한 수집 데이터의 효율적인 저장을 실현하고, 동적 혈압, 뇌전기, 심전, 심박수, 호흡, 산소, 혈당 등 생리 데이터를 집적하는 통합 데이터 창고를 구축하여 의료 데이터에 대한 통계 분석을 지원하고, 생리지표 및 건강 데이터에 대한 병렬처리를 지원하며, 병렬 및 그 학습 알고리즘(집적, 분류, 복귀 등) 및 다양한 시각화된 데이터 처리 알고리즘을 지원하여 시각적인 응용 모델링을 지원하고, HDFS, NFS, CIFS 등의 상위 응용에 대한 빠른 접근과 문서 열람을 제공한다.

그러나 건강관리 빅데이터 플랫폼은 두 가지 난제를 중점적으로 해결해야 한다.

(1) 건강 데이터의 상호 연결 문제

현재 단계의 건강관리 단말은 제품이 다양하고 자체적인 체계를 갖추고 있으며, 수집된 건강 데이터와 인체 생리 지표는 서로 다른 의료기관 및 플랫폼에서 연결이 어렵고, 기초 정보와 각종 임상 정보 자원이 분산, 중복, 고립되어 효율적인 데이터 유휴, 데이터 중복 또는 불일치를 초래하여 활용하기 어렵다.

(2) 건강 평가 데이터 품질 제어 문제

건강 설비는 인체 건강 빅데이터 검사를 위해 제공된다. 기술은 뒷받침되지만, 데이터의 정밀도 제어 및 복잡한 병상에 대한 과학적 식별에 관한 기준이 없어 외부에서는 검출 데이터의 과학성과 신뢰성에 의문이 있고, 건강 평가 작업은 데이터 품질 제어에 관한 기준과 규범이 부족하다.

5.3 업무 모델

5.3.1 하드웨어 판매 모델

헬스케어 하드웨어 제품을 판매하는 것은 대다수 기업이 헬스케어에 접목하는 최우선 수단이다. 현재 상당수 업체가 제품을 판매해 데이터를 수집하는 단계여서 향후 하위 서비스를 제공해 환자를 관리할 수 있을 것으로 보인다. 업계 발전을 보면 건강 데이터를 수집하는 단말기 판매 경쟁이 치열하다. 제품 사용 경험 및 후속 서비스는 고객 점성 형성의 핵심이다.

예를 들어 Entra Health Systems는 세계 최초로 승인된 무선 혈당계로서 하드웨어 제품에서 선제적인 강점이 있지만, 후속 건강관리 서비스가 이를 따라가지 못해 선제적인 우위를 지키지 못해 모바일 헬스케어의 핵심 기업으로 자리매김하지 못하고 있다.

5.3.2 서비스 제공 모델

서비스 유료 모델은 맞춤형 피트니스 코칭, 재활 코칭 등을 제공해 수익을 내고 있으며 환자 대상 유료와 의사 대상 유료 두 가지다. 환자는 만성질환 관리 서비스를 제공하고, 자비를 부담하는 형태다. 환자 대상의 대표 회사는 이스트소프트로(Neusoft Xikang Healthcare) 가입자에게 다양한 건강관리(슬로 케어 포함) 서비스를 제공하고 이색 패키지, 멤버십 연회 카드 등을 통해 요금을 받고 있다. 의사 대상으로 유료 모델은 미국에서 비교적 보편적이다.

미국의 의료 보험 정책은 서비스 품질에 따라 수가를 받은 후, 병원은 의료 보험의 압력을 받고, 최저 비용으로 환자가 최상의 치료 효과를 거둘 수 있도록 도와주고, 병원이나 의사는 건강 관리를 위해 수가를 지급하기를 원한다. 의사에게 수가를 받는 대표적인 회사는 미국의 Twine Health가 고혈압 관리를 위한 의사소통 플랫폼을 구축하여 환자 스스로 데이터를 입력하고 병원 의사와 상호작용을 하는 것이다. 회사가 병원에 대해 가지는 가치는 의료기기를 낮추는데 있으며, 대규모 자본비를 편성하고 장기 환자 추적을 통해 입원과 응급실 이용객을 줄인다.

5.3.3 데이터 통합모델

데이터 통합 모델은 두 가지를 포함한다. 하나는 연구 기관에 과학데이터를 제공하는 것이다. 이에 따르면, 웨어러블 등의 디바이스에서 수집된 데이터를 기록 정리하고, 그 데이터를 R&D 기관에 전송하는 등의 이득을 얻을 수 있다. CardioNet과 같은 모니터링 센터는 축적된 다이온 검사 데이터를 바탕으로 약 업체, 대학 연구팀, 의료기기 업체 등에 의약품 연구개발, 질병 극복 등의 용도로 제공하고 있다. 다른 하나는 의료기관을 위한 통합 데이터 관리 서비스를 제공한다. 의료기관에 데이터 획득, 전송, 저장, 관리, 분석 등의 서비스를 제공함으로써 의료기관이 환자 데이터를 잘 활용하여 의료 효율과 효과를 높일 수 있도록 도와준다.

5.3.4 보험 유료 모델

현재 단계는 보험회사의 비용 지불 의사가 비교적 강하며, 건강관리 서비스를 통해 보험회사의 장기 지출을 효과적으로 줄일 수 있으므로, 이 모델은 비교적 성숙한 비즈니스 모델의 하나이다. 서비스 제공 업체는 보험 가입자에 대한 정밀한 분석이나 의료 서비스 제공 등을 통해 보험사의 보상 비용을 줄여 이익을 얻는다.

예를 들어 WellDoc은 자사 모바일과 클라우드 당뇨병 관리 서비스 플랫폼을 통해 보험사와 제휴해 당뇨병 환자에게 서비스를 제공한다. 환자는 웰닥의 건강 앱을 통해 혈당치, 식사 및 투약 등을 간편하게 채취해 저장할 수 있으며 관리 시스템에서도 환자의 혈당치 변동, 투약량, 식사당 섭취량 등을 분석해 의료진에게 필요할 때마다 치료 방안을 조정할 수 있도록 한다.

이 시스템은 의료보험사의 비용 지출을 효과적으로 줄일 수 있으며, 이미 이 시스템이 있어야 하는 고객에게 월 이용료를 지급하겠다는 의사를 밝힌 보험사가 있다. CardioNet의 심장 검사 시스템은 보험사의 장기 비용 절감에 도움을 줄 수 있으므로 미국 건강보험회사와 계약을 맺었다. 제휴는 7,000만 명의 의료보험 가입자에게 CardioNet의 전반적인 검사 상품 및 기술 서비스를 제공하기로 했다.

CHAPTER

6

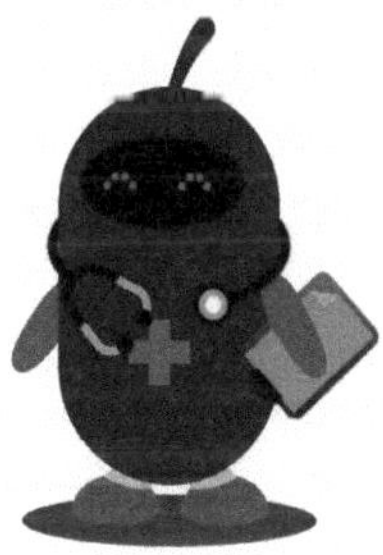

의료용 로봇, 진료, 재활 및 서비스

Chapter

6 의료용 로봇, 진료, 재활 및 서비스

6.1 응용 장면

의료 로봇 기술은 의학, 로봇, 인공지능, 생물역학, 재료학, 컴퓨터그래픽 이미지 등 많은 학과를 아우르는 새로운 교차 연구 분야로 이미 국제 로봇 분야의 한 연구 이슈로 떠올랐다. 1985년 연구자들이 푸마 560 산업용 로봇에 의해 로봇의 위치 추적 보조를 위한 신경외과 수술을 마친 이후 첨단 로봇 기술은 외과 기술, 영상 위치 추적, 재활훈련, 간호 서비스, 안내 상담, 의료 교육, 병원 물류 등 다양한 분야에서 활용되고 있으며 임상과에는 정형외과, 신경외과, 심혈관, 흉부외과, 간담외과, 두개악안면외과, 비뇨기외과 등이 있다. 이는 전통 의학의 혁명뿐만 아니라 신기술과 새로운 이론의 발전을 이끌었다.

현재는 의료 로봇의 기능에 따라 수술 로봇, 재활 로봇, 비수술 진료 로봇, 서빙 로봇 등 크게 네 가지로 분류된다. 수술 로봇은 신경외과 로봇, 정형외과 수술 로봇, 혈관 개입 로봇, 재활 로봇 중 스마트 의족, 외골격 로봇, 보조 재활 로봇 등 다양한 부분류가 있다. 보스턴 컨설팅에 따르면 수술 로봇은 의료 로봇 중 가장 큰 규모로 약 60% 가량의 시장점유율을 보이고 있으며 외골격, 스마트 의족 등 재활 로봇이 뒤를 이어 비수술 진료 로봇과 서빙 로봇이 상대적으로 적은 것으로 나타났다.

6.1.1 수술 로봇

의료용 로봇 수술 건수는 2005년 2만 5,000건에서 2016년 65만 건에 달했다. 전립선 절제 수술의 80%는 로봇에 의해 이뤄진다. 수술 로봇은 한 세트의 소자를 조합한 장치다. 보통 내시경(탐사기), 칼 가위 등 수술기구, 초소형 카메라, 조종간 등의 기기로 조립된다. 외국 제조사에 따르면 현재 사용 중인 수술 로봇은 의사가 컴퓨터 모니터 앞에 앉아 모니터와 내시경을 통해 환자의 상태를 자세히 관찰한 뒤 로봇의 메스를 통해 병든 부분을 잘라내거나 고쳐주는 무선 조작으로 외과적 수술을 하고 있다. 로봇의 가장 큰 특징은 사람이 갖지 못한 민첩성이다. 기초는 1) 진동 여과 시스템으로 외과의사들의 손 떨림을 걸러주고 2) 동작 감축 시스템으로 5:1) 외과 의사의 동작 폭을 줄여준다는 것이다.

현재 수술 로봇은 정형외과, 신경외과, 내시경외과 등에서 가장 광범위하게 활용되고 있다. 로봇수술의 종류는 일반외과에서 위부분절제술, 맹장절제술, 유방절제술 등이다. 간담외과에서는 담낭절제술, 담총관조구술 등이 있다. 산부인과에서 자궁절제술, 자궁근종절제술 등이 있다. 비뇨기외과에서는 전립선절제술, 판막복원술, 식도종절제술 등이 있다.

6.1.2 비수술 진료 로봇

비수술 진료 로봇에는 주로 방사선 치료 로봇, 캡슐 로봇, 영상 로봇 등 진단 치료를 보조하는 로봇 시스템이 포함된다. 방사선 치료의 약칭인 '방료'는 현재 악성종양을 치료하는 중요한 수단 중 하나다. 방사선 치료 로봇의 영상 유도 치료 수단(Image-Guided Therapy, IGT)은 수술 중 내비게이션 및 수술 후 치료 효과를 평가하여 수술의 트라우마를 감소시키고 치료의 정밀도를 향상해 조기에 회복시켜 재발 우려를 감소시킨다. 보통 영상 안내 시스템, 치료 계획시스템, 치료 실행시스템 세 부분으로 구성된다.

캡슐 로봇은 위장 검사의 새로운 방식으로 위내시경의 삽입관을 피하고 의료진이 자기장 기술을 이용하여 캡슐내시경의 체외 조종을 구현하며 검사 시 마취 없이 무통, 무창성, 무교차 감염이 가능하다. 검사 후 캡슐 로봇은 소화관에 의해 배설되어 한 번에 사용된다.

영상 보조 로봇은 기존 다양한 영상 시스템을 통합해 엑스레이, 자기공명 영상, 초음파 영상, PET 등 다양한 영상 수단을 하나로 묶고 360도 파노라마 영상과 광범위한 3D 영상 재건이 가능하다.

영상 로봇은 또 의사의 촬영을 돕는 영상인식 로봇도 포함되며 질병 선별, 병로 위치결정, 정량 표시, 과학 진단 등 일련의 의학 영상 인식 프로세스를 효율적으로 수행할 수 있으며 폐 CT, 골령, 유선종괴, 엑스레이 등 십여 종의 흔한 의학영상 인식 장면을 전면 커버하고, 빠른 인식 속도와 높은 인식 정확도를 겸비하고 있어 미래 인공지능과 헬스케어의 결합을 위한 주요 응용 장면이다.

6.1.3 재활 로봇

1990년대 미국 Massachusetts Institute of Technology(MIT)의 Hogan 교수가 팀을 이끌고 MIT- MANUS 말단식 상지 재활 로봇을 개발한 이후 기능 재활과 보조 등에 활용되는 로봇은 국제 학계와 산업계, 임상재활계의 많은 관심을 받고 있으며 의료재활 로봇은 인류의 생명 건강에 관한 특수 분야와 잠재적인 경제 시장에서 이미 여러 국가에서 전략형 신산업으로 분류되고 있다.

예를 들어 미국과 유럽은 차례로 로봇 로드맵을 발표하면서 의료 로봇을 우선 발전 방향으로 잡았다. 미국 로봇 개발 로드맵에서 의료 건강 로봇은 중점적으로 발전하는 5대 로봇 분야 중 하나로 꼽힌다. 정밀·최소침습 수술, 기능 보상 및 재활, 노인 서비스 등 의료 건강에 대한 새로운 요구에 대응하기 위해 로봇 시스템이 의료건강과 관련된 다양한 측면에 적용된다고 밝혔다.

유럽 로봇 개발 계획에는 의료 시스템이 가져온 의료 로봇의 변화는 수십 년 전 로봇 기술이 산업 분야에 끼친 영향과 비견된다며 인구 고령화 대응, 의료 자원 수요 증가에 초점을 맞춘 의료 재활 로봇 산업은 경제 성장을 견인하는 중요한 엔진 중 하나가 될 것이라고 명시돼 있다.

6.1.4 의료 서비스 로봇

한정된 의료환경에서 고정밀·고강도·장시간 의료 서비스를 제공할 수 있는 의료 서비스 로봇은 현재 의료진의 부족으로 서비스형 의료 로봇의 수요가 커지고 있다. 의료 서비스 로봇의 업무도 의료진이 무겁고 번거로운 운송 업무를 분담할 수 있도록 도와 의료진의 업무 효율성을 높이는 데 중점을 두고 있다. 환자를 들어 올려 화장실에 가거나 대소변실금 환자의 침대 시트를 바꾸는 등 간호사의 실물·의약품·의료기기 배달 업무를 보조하는 의료 서비스 로봇도 있다.

6.2 핵심 기술

의료 로봇은 로봇의 기초 이론과 핵심 기술 외에도 로봇 구조 설계 최적화 기술, 모션 모델, 구동 기술, 자동 제어, 센서 등을 포함한다. 의공 교차 분야를 다루는 의료 로봇만의 핵심기술로는 인간공학, 원격조작, 공간 위치 확인, 멀티 모드 영상처리, 인공지능, 인터넷 빅데이터, VR/AR 기술이 있다.

6.2.1 인간공학

국제 효능 학회에서 인간공학은 사람과 시스템 내의 다른 요소 사이의 상호 관계를 이해하는 것으로 정의하고 있으며, 그 이론과 원칙 및 방법은 주로 로봇 설계 과정에 적용되며, 사람의 건강과 시스템 업적을 최적으로 달성하는 것을 목적으로 한다. 사람의 욕구, 능력, 그리고 사람의 한계와 시스템 내의 각 요소 간의 호환을 달성하기 위해 임무, 작업, 제품, 환경 및 시스템을 설계하고 평가하는 데 주력하고 있다.

인간공학은 의료 로봇과 융합한다. 즉, 컴퓨터 입출력 장치를 통해 사람과 컴퓨터의 대화를 효과적으로 구현하는 기술. 관련 기술로는 기계가 출력 또는 디스플레이 장치를 통해 사람에게 관련 정보 및 제시 요청, 사람이 입력 장치를 통해 기계에 관련 정보를 입력하고 질문에 대한 답변 및 제시 요청 등이 있다. 의료 로봇 시스템이 통합될 때 반드시 구체적인 의료수요를 지향해야 한다.

예를 들어, 수술 로봇은 구체적인 수술의 응용문제를 고려해야 하고, 서빙 로봇은 환자의 구체적인 욕구와 체험을 고려하여, 인간공학 연구에 유의해야 한다. 의사가 어떤 시스템을 받아들이지 않으면 아무리 이론적 작업을 잘하고 기술이 발전해도 응용할 수 없으므로, 의료 로봇은 '의사-로봇-환자'의 3자 공조를 강조한다.

6.2.2 원격조작

원격조작 기술이란 원격 접근의 어려움이나 특수 환경에서의 기계적인 원격 제어를 수행하기 위해 운용자가 현지에서 주 조종기를 제어하는 것을 말한다. 제어 시스템의 성능과 기술의 선진성에 근거하여 원격조작 로봇 제어 기술의 연구는 세 가지 발전 단계를 거쳤으며, 수작업 폐쇄 루프 제어, 공유 또는 규제 제어, 월드와이드웹(World Wide Web)에 기초한 원격조작이다. 원격 수술은 원격조작 기술의 의학 분야에서 중요한 응용이다.

원격 수술이란 외과 의사가 현지에서 먼 곳의 환자에게 기기를 이용하여 수술 치료를 할 수 있는 것을 말한다. 오지의 양질의 수술 의사들의 긴장을 완화하고 의료 비용을 절감하며, 먼 곳이나 특수 환경에서 생활하는 많은 환자에게 희망을 줄 수 있다. 원격 수술의 조작 대상은 일반적으로 비교적 유연한 인체 장기이기 때문에 원격 수술의 원격조작은 의료 로봇 시스템의 안정성에 대한 요구가 더 높아 로봇과 환경 사이의 실제적인 피드백을 얻는 것이 더욱 중요하다.

6.2.3 공간 위치 확인 기술

수술용 내비게이션은 최소침습 수술에 활용되고 있으며, 수술 훈련, 수술 계획 수립, 실시간 내비게이션, 환자 외상 감소에 활용된다. 수술 공간 위치 확인 시스템은 수술 전이나 수술 중 영상 데이터와 수술 침상에서의 환자 해부구조를 정확하게 대응하여 수술기구를 추적하고 수술기구의 위치를 환자의 영상에 가상 탐침 형태로 실시간으로 업데이트하여 표시함으로써 의사의 수술 조작을 보다 정확하고 효율적이고 안전하게 할 수 있다.

현재 공간 위치 확인 시스템은 5가지로 분류할 수 있다.

(1) 수술 전 영상 기반의 내비게이션은 수술 전 계획과 수술 중 등록 추적이 필요하다. 전형적인 수술 전 CT 내비게이션은 정형외과와 척추외과이고, 수술 전 MRI 내비게이션은 신경외과에 활용할 수 있다.

(2) C형 X선 투시 수술 내비게이션은 수술 전, 수술 중 배합이 필요 없으며 실시간으로 영상 해부 결과를 보여줘 수술기구에 대한 환자의 공간적 위치 관계를 얻을 수 있다. 이를 통해 의사들이 수술기구의 진행경로를 추정할 수 있는 것은 최근 몇 년 동안의 연구 이슈이다.

(3) 초음파는 실시간 영상화가 가능하여 안전하고 비용이 저렴하며, 현재 초음파 안내에 따른 요추전자술, 뇌 외상 수술, 관상동맥 우회술 등에 많이 사용되고 있다. 그러나 초음파는 투과 심도와 영

상 해상도 개선이 필요하고, 다른 내비게이션 기술과 결합하여 내비게이션 정밀도를 더욱 향상할 수 있다.

(4) MRI는 수술 중에 해부구조의 변위를 실시간으로 모니터링하여 기존 수술 전 영상 내비게이션의 수술 중 영상 드리프트 문제를 말끔히 해결할 수 있다. 그러나 제작비가 비싸 전용 수술실이 필요하고 수술기구와 장비가 필요하며 자기 적합성이 있다.

(5) 내시경은 최소침습 외과에 널리 적용되며 의사가 내시경 가시화상의 안내를 받아 생체검사, 결석 취합, 봉합 등의 작업을 수행할 수 있다. 내비게이션도 내시경 시스템과 결합하여 전자항법 기관지경과 같은 내시경의 먼 곳의 탐두 위치와 방향을 이미지에 표시할 수 있다.

6.2.4 멀티 모드 영상 처리

최근 몇 년간 의학 영상은 이미 의학 기술 중 가장 빠르게 발전하는 분야 중의 하나가 되었다. 여러 가지 새로운 의학적 이미징(이미지 처리) 기법의 임상 응용과 더불어, 멀티 모션 영상 처리 기술도 미래 의학 이미지 처리 기술의 발전 추세로, 서로 다른 이미징 기법의 정보를 상호 보완할 수 있다. 멀티 모드 영상처리는 영상 배합과 영상 융합, 영상 분할 기술, 3차원 의학 영상의 시각화 등이 주를 이룬다.

이 중 의학적 이미지 배치는 어떤 공간 변환을 찾아 두 영상의 대응점을 공간적 위치와 해부도를 정확히 일치시킨다. 정렬이 요구되는 구조는 두 그림의 모든 해부점 또는 적어도 모든 진단적 의미와 수술 영역이 일치하도록 한다. 영상 융합의 주요 목적은 복수의 영상 간의 중복 데이터에 대한 처리로 영상의 가독성을 향상하고, 복수 영상 간의 상호 보완 정보를 처리함으로써 영상의 선명도를 향상하는 것이다.

이미지 분할은 서로 교차하지 않는 모든 영역이 특정 영역의 일치성을 만족시키는 이미지 내의 특별한 의미의 다른 영역을 분리하는 것이다. 의학 영상의 3차원 시각화는 획득 영상을 3차원적으로 재구성하고, 2차원 필터를 통해 3차원 단층 영상의 노이즈 영향을 감소시켜 신호 잡음비를 높이고, 이미지의 끝자국을 제거한다. 이미지 보완 방법을 채택하여 의학적 핵심 부위에 관한 데이터를 얻는다.

6.2.5 인공지능 기술

인공지능은 현재 과학기술 발전에 있어 첨단 과학의 한 축이다. AI는 의학 분야에 널리 활용되며 임상 의료 진단, 신경망 기술, 한의학, 전문가 시스템, 의학 영상 진단에도 활용되고 있다. 과학기술의 발전으로 의료 진단에 인공지능 기술의 응용은 점점 더 광범위해지고 중요해질 것이다.

현재 인공지능은 안과, 내과, 종양 등 다양한 질병의 영상진단에 활용되고 있으며, 한 분야의 한 개 이상의 전문가가 제공하는 지식과 경험을 바탕으로 추리하고 판단하며, 의료전문가의 의사결정 과정을 시뮬레이션해 분야의 의학적 문제를 해결할 수 있다. 인공지능은 폐 질환, 위암, 갑상선 암증, 유방암, 피부병 등 여러 병종에 대한 의학적 영상 검사 효율과 인식 정밀도 모두 전문의 이상의 수준으로 설정할 수 있다.

인공지능은 영상 읽기의 효율을 획기적으로 높이고 인위적인 실수를 줄일 수 있다. 폐 질환의 경우 평균 200층이 넘는 폐 CT 스캔 이미지는 의사가 인공 선별하는 데 20분이 더 걸리는 반면 인공지능은 수십 초면 된다.

또 서빙 로봇, 진단 로봇 등 다양한 분야에 AI가 활용돼 임상의의 파트너가 돼 의사가 진료 전 상담, 자동화된 검사 등을 담당할 수 있도록 도와주고 의사와 의사소통할 수 있도록 한다. 사회보조 로봇(SAR)이 착용할 수 있는 센서, 카메라로 사용자 활동을 감지하면 어린이, 노인, 뇌졸중 환자, 기타 개인 맞춤형 케어가 필요한 사람들을 치료할 수 있을 것으로 기대된다(그림 6-1 참조).

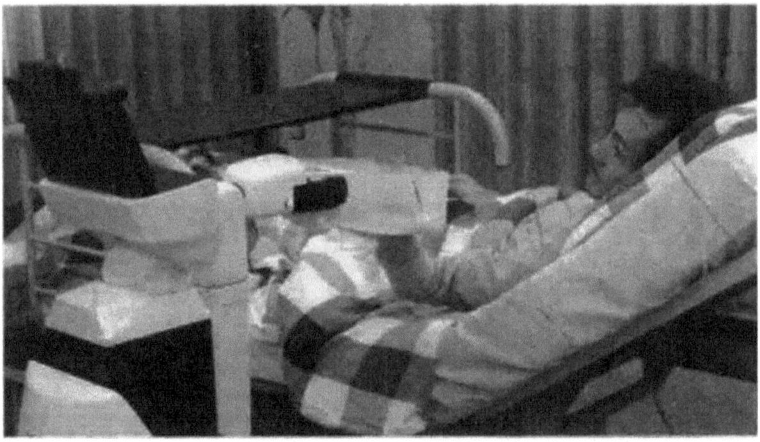

[그림 6-1] 간호 로봇

한방 지능로봇은 먼저 로봇의 시각 시스템을 통해 인체의 면상과 설상을 채취하고 로봇팔이나 팔찌를 통해 인체의 맥박을 채취하며, 첨단 컴퓨터 비전, 기계학습, 인공지능과 딥러닝 알고리즘을 이용하여 인체의 면상, 맥박 데이터를 지능적으로 판독하고 문진 정보를 결합하여 최종적으로 한방 의료 모델을 통해 인체의 전반적인 건강 체질 유형을 추정하여 보건 원칙, 식이 약선, 기거 양생, 혈자리압, 한의요법, 음악요법 등 구체적인 상황에 따라 개인화된 재활 권고를 제공한다.

6.2.6 의료 빅데이터

의료 빅데이터는 의료 방향을 위한 데이터베이스 기술로 전자 의무 기록, 의학 영상, 병원 영상 등 다양한 유형의 데이터를 대상으로 의료전자 기록에 대한 구조화된 정보 추출, 의학 영상을 위한 데이터 분석, 병원 모니터링 영상에 대한 스마트 분석 등을 포함한다. 빅데이터 개념은 빅터 국왕과 케네스 국쿠키에가 펴낸 빅데이터 시대에서 무작위 분석법(샘플링 조사)의 지름길이 아닌 모든 데이터를 분석 처리하는 방법을 제시한 것이 최초다. 빅데이터는 Volume(대량), Velocity(고속), Variety(다양성), Value(가치) 4V가 특징이다.

빅데이터 기술은 의료분야의 기술적 측면, 사업적 측면에서 매우 중요한 응용 가치가 있다. 기술적인 측면에서, 빅데이터 기술은 비정형 데이터의 분석, 발굴, 대량의 실시간 모니터링 데이터 분석 등에 응용될 수 있으며, 의료 위생 관리 시스템, 종합 정보 플랫폼 등의 구축을 위한 기술 지원을 제공한다. 업무 측면에서 빅데이터 기술은 의사에게 임상 보조 의사결정과 과학 연구 지원, 관리자에게는 경영 보조 의사결정, 산업 감독, 성과 심사 지원 등 주민에게는 건강 모니터링 지원, 의약품 연구개발에는 통계학적 분석, 진료 행위 분석 지원을 제공한다.

6.2.7 가상현실/증강현실 기술

가상현실(Virtual Reality, VR)은 컴퓨터 그래픽스, 광전 영상 기술, 감지 기술, 컴퓨터 시뮬레이션, 인공지능 등 다양한 기술을 복합적으로 활용해 실제적인 시, 청, 촉, 냄새 등 다양한 감지를 가진 컴퓨터 시스템을 만든다. 사람들은 각종 인터랙티브 디바이스를 이용하여 가상 환경에 몰입하고, 가상 환경 속의 실체와 상호 작용하며, 실제 물리적 환경과 같은 체험과 느낌이 들게 된다.

가상현실 기술의 진일보한 발전으로 만들어진 증강현실 기술(VR)은 실세계 정보와 가상 세계 정보를 '심리스'로 통합한 신기술로, 현실 세계의 일정 시간 공간 범위에서 경험하기 어려웠던 실체 정보(시각 정보, 소리, 맛, 촉각 등)를 컴퓨터 등 과학기술을 통해 시뮬레이션한 뒤 가상의 정보를 겹쳐 실세계에 적용해 인간 감각에 감지된다. 실제 환경과 가상의 물체가 실시간으로 같은 화면이나 공간에 겹쳐 동시에 존재한다.

가상현실/증강현실(VR/AR)은 재활 로봇 응용에서 중요한 기술이다(그림 6-2 참조). 사물인터넷으로 구축된 가상환경은 현실의 실제 환경을 일부 또는 모두 제거하고 감지, 즉 모션 트래킹 기술을 이용하여 사용자와 가상 세계의 상호작용을 가능하게 한다. 가상현실 기술은 재활치료에 있어서 반복적인 연습, 성적 피드백, 유지 동기의 세 가지 중요한 세 가지 기술적 수단을 제공한다. 합리적인 가상환

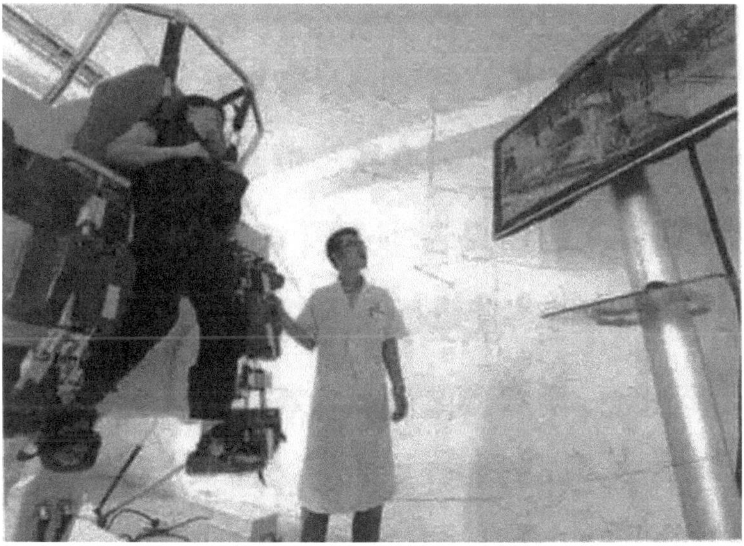

[그림 6-2] 재활훈련 로봇

경과 효과적인 정보 피드백을 설정하고, 환자가 자신의 상태를 객관적으로 평가할 수 있어 재활 훈련의 효과를 크게 높였다.

6.3 업무 모델

현재 로봇 업계와 의료업계 발전의 가장 큰 이슈인 의료 로봇은 보스턴 컨설팅의 통계에 따르면 2016년 1월 현재 세계 의료 로봇 업계는 매년 74억 7,000만 달러의 매출을 올리고 있으며 향후 5년간 15.4%의 복합 성장률을 기록할 것으로 예상되며 현재 2020년에는 세계 의료 로봇 규모가 114억 달러에 달해 제2의 로봇 시장이 될 것으로 전망된다.

이 중 수술 로봇이 60% 안팎으로 가장 큰 비중을 차지하고 있고, 방사능 수술 시스템이 20% 정도로 그 뒤를 잇고 있다. 응급처치 로봇, 외골격 로봇, 보조 재활 로봇, 비진료 의료 로봇 등은 비중이 낮았다. 2014년 중국 의료 로봇 시장 규모는 약 6,500만 달러로 전 세계 시장 점유율의 4.96%를 차지하였으며 국내 기술 향상과 스마트 의료와 디지털 의료 발전에 따라 2017년 의료 로봇 시장 규모는 1억 1,300만 달러로 전 세계 시장 점유율 5% 정도를 차지하였다.

6.3.1 수술 로봇 업무 모델

글로벌 시장별로는 보스턴 컨설팅에 따르면 2020년 세계 의료 로봇 규모가 114억 달러에 달할 것으로 전망됐다. 이 가운데 수술용 로봇이 60% 가량을 점유하고 있다. 대부분의 수술 로봇은 주로 외과 의사들에 의해 제어되며, 수술 과정에서 외과 의사의 역할에 따라 수술 로봇 시스템을 두 종류로 나눌 수 있다.

A종: 수술 참여 로봇 시스템(Surgical CAD/CAM)
B종: 수술 보조 로봇 시스템(Surgical Assistants)

이 중 A종 의료 로봇은 절제, 봉합 등 수술 전반에 관여하고 완성하고 수술의는 지도와 보조의 역할을 한다. B종 시스템 중의 치료 로봇은 주로 수술 전 계획, 수술 중 위치결정 등을 포함하여 의사의 수술을 보조하는 역할을 한다. A종 시스템은 수술 참여도가 가장 높고 설계에 고려해야 할 임상의학적 문제가 많아 연구개발 주기가 길다. 또한 이러한 시스템은 전통적인 수술 패턴을 상당히 변화시켜 의사의 학습이 어렵다. B종의 수술 참여도는 A종에 비해 낮다. 설계 난이도는 상대적으로 낮고 연구개발 주기는 비교적 짧고 의사의 승인 수용도는 비교적 높다.

현재 가장 널리 활용되고 있는 의료 로봇 시스템인 da Vinci는 전 세계에서 200만 건이 넘는 수술을 마치고 3,000여 대가 팔렸다. 표준형(1999년), S형(2006년), Si형(2009년), Si-e형(2010년), Xi형(2014년) 등 5세대 시스템이 개발되었다. 최신 Xi형 시스템은 da Vinci의 핵심 기능을 더욱 최적화하였으며 로봇팔의 유연성을 높여 더욱 넓은 수술 부위를 커버할 수 있다. 또 da Vinci Xi 시스템과 Intuitive Surgical의 반딧불 형광 영상 시스템이 호환돼 혈관 검사, 담관, 조직주입 등 의사에게 실시간 시각 정보를 제공한다. 현재 상용화된 수술 로봇은 신경외과 로봇, 정형외과 로봇, 혈관 개입 로봇, 내시경 수술 로봇 등이다.

(1) 신경외과 로봇

신경외과 수술 로봇은 뇌외과 수술에 주로 사용되며 뇌병소의 정확한 위치 파악과 수술기구 고정 보조 등에 사용된다. 신경외과 수술은 수술 공간이 좁고 위치 파악이 어려운 등의 통증이 있었으며, 특정 신경조지 부분을 다루기 때문에 정밀한 작업이 필요하다. 외과 의사들은 보통 필요한 정도까지 도달하기 어렵다. 이 때문에 로봇을 이용해 의료 영상 지도를 바탕으로 정확한 동작을 하는 시술이 대다수 의사의 성향으로 자리 잡고 있다.

신경외과 수술 로봇은 수술의 정확도를 높이는 데 효과적이며, 사람의 손의 정확성, 유연성, 지속적인 한계를 뛰어넘는다. 뇌종양·

농양·혈종 등 질병 치료에서도 전통적인 개두술보다 로봇 최소침습 치료법을 선호한다.

현재 상용화에 들어간 대표적인 뇌외과 로봇은 영국 Renishaw 회사의 NeuroMate, 미국 Mazor Robotics 회사의 Renaissance, 미국 PathFinder Technologies 회사의 PathFinder, 프랑스 Medtech 회사의 Rosa가 있다.

(2) 정형외과 수술 로봇

정형외과 수술 로봇의 등장은 수술 위치를 의사가 더 잘 알고 인식할 수 있도록 도와주며 수술 전 환자의 상태에 따라 환자의 수술 위치와 경로를 미리 계획해 수술 중 엑스레이를 여러 번 촬영하지 않아도 된다. 정형외과 수술에 로봇 기술을 적용한 연구는 1992년 처음 시작됐으며, 고관절 치환술 과정에서 수술 계획과 위치 파악이 주요 목적이다. 이후 정형외과 수술 로봇 시스템은 인체 고관절, 무릎관절, 척추를 치환하거나 재수술하는 데 주로 쓰인다.

고관절 보형물의 정확한 삽입은 인공 전고 관절 치환 수술의 질·수술 후 기능 회복을 평가하는 핵심 요인이다. 고객님 수술 로봇은 보형물의 위치 결정과 안착을 정확하게 할 수 있어 수술 성공률을 높였다. 무릎 전체 관절 치환술에서 고객 수술 로봇의 내비게이션은 작은 절개 부분이 정확한 골절의 위치결정, 보형물 삽입 및 수술 중 하지력선 재건 등의 문제점을 해결하여 수술의 정확성을 높였다. 척추 재수술은 척추의 해부구조가 복잡하고 중요한 혈관신경이 인접해 있어 수술의 난이도와 위험성이 높다. 정형외과 수술 로봇은 척추수술에 더 안전하고 효과적인 보조 기술로 널리 활용될 수 있다.

현재 상용화에 들어간 로봇은 미국 Curexo 회사의 Robodoc, 미국 Mako 회사의 RIO, 중국 Tinavi의 TIROBOT 등이다.

(3) 혈관 개입 수술 로봇

혈관 개입 수술은 의사가 디지털 감영 혈관 조영 영상(DSA) 시스템의 안내를 받아 도관을 조작해 인체 혈관 내에서 운동하고 병소를 치료해 혈전을 녹이고 협착 혈관을 확장하는 것을 말한다. 개입 수술은 현재 관맥 개입 등 각종 심혈관계 질환의 진단 및 치료에 사용되고 있다. 전통적인 혈관 개입 수술은 C자형 팔투시 및 조영제에 의해 영상 강화를 통해 3D 영상 정보의 손실과 신장 부담 가중의 문제가 있으며, 동시에 작업자가 장기간 X-선 방사선 피폭으로 높은 직업상 위해 위험을 감수하고 있다.

로봇 보조 혈관 개입 시스템은 조작자 X선 피폭, 영상 위치 정확, 정확하고 안정적인 조작을 할 수 있는 장점이 있으며 기구의 혈관벽 접촉 감소, 조작 떨림 감소와 함께 개입 치료 정확도를 높이고 조작자의 쾌적함을 증가시킨다.

현재 상용화된 혈관개입 로봇 시스템은 미국 한센메디칼사의 센시Xi, 미국 스테레오택시사의 EPOCH 등이며 센시Xi수술 로봇 시스템에서는 의사가 역각 피드백 장비를 조작해 원격의 도관 로봇이 도관 추진을 완료하도록 제어하고 도관 끝에는 역각 센서가 부착돼 도관의 혈관벽에 대한 작용력을 감지해 도관 조작이 가능하다. EPOCH 수술 로봇 시스템에서는 자력으로 특수한 유연성 도관을 추진하여 혈관 개입 수술을 가능하게 한다.

(4) 내시경 수술 로봇

내시경 수술 로봇은 심장외과, 비뇨기외과, 흉부외과, 간담췌외과, 위장외과, 부인과 등에 관련된 미세 내시경 수술에 활용된다. 내시경 수술은 가장 대표적인 최소침습 수술로 최소침습 수술 방식의 출현으로 큰 창구를 절개하여 수술 도구를 넣어야 했던 기존의 외과적 수술의 패러다임을 바꾸고, 하나 이상의 작은 창구를 통해 수술 도구와 영상장비를 수술 부위에 보내어 수술을 완료하게 되었다. 창구가 줄어 수술 통증이 줄고 진통제 사용이 줄어 입원과 회복 기간이 크게 단축되었다.

초기 내시경 수술은 주로 직장, 요도 등의 검사에 사용되었으며, 초음파, 레이저 등의 기술이 계속 적용되면서 소화기, 비강, 비뇨기, 호흡기, 부인과, 복강 심지어 안과 등 거의 모든 유형의 일반외과 수술에서 용종, 종양, 결석 등 선택적으로 병소를 제거할 수 있어 장기의 완전성을 유지하고 있다. 기술의 진보와 갱신에 따라 내시경 기술은 다른 새로운 기술과 융합하여 이미 개발된 3D 내시경과 캡슐 내시경과 같은 더욱 강력한 기능을 파생한다.

현재 대표적인 내시경 수술 로봇으로는 미국 Intuitive Surgical 회사의 da Vinci, 영국 Freehand 회사의 Freehand, 캐나다 SPORT 회사의 SPORT, 이탈리아 SOFAR 회사의 Telelap ALF-X 등이 있다.

6.3.2 비수술 진료 로봇 업무 모델

(1) 방사선치료 로봇

방사선 치료 로봇의 대표적인 제품인 사이버 나이프(CyberKnife)

는 새로운 형태의 전신 입체 방사 치료 장비로 다양한 종류의 암 및 체내 종양을 치료하는 데 사용된다. 미국 스탠퍼드 대학 Adler 교수에 의해 개발되었으며, 정밀하고 유연한 로봇팔을 가지고 있어 환자가 이동할 때와 수술 중 종양을 즉시 추적, 검출 및 교정할 수 있으며 정확하고 고용량의 방사선을 운반하면서 호흡을 정상으로 유지할 수 있다.

6개 자유도를 갖춘 정밀한 로봇팔은 치료에 최적의 공간 확장성과 기동성을 제공한다. 실제로 임의의 각도에서 조사하는 것이 가능하여 종양 주변의 정상조직 및 중요기관의 손실을 줄였다. CyberKnife 시스템은 현재 세계 최초이자 유일하게 상용화된 지능형 로봇 방사선 외과 수술 시스템으로 차 밀리미터(㎜) 정밀도로 기체 곳곳의 종양을 치료할 수 있다. 현재 2,000여건의 폐암 환자를 치료했다.

(2) 영상 시스템 로봇

영상 시스템 로봇의 주요 사업모델은 지멘스 3세대 Artis Zeego 의료용 혈관 조영 X-선을 참고하여 심혈관, 신경계 및 전신 혈관 조영 및 개입 치료에 사용할 수 있다. Artis Zeego III는 다축 C형 팔 탐지기 혈관 조영 시스템을 적용하여 360도 파노라마 영상과 광범위한 3D 재건이 가능하여 화질을 향상했으며, 미국 Auris Surgical Robitics 회사는 내시경 검사 수술과 같은 강내 수술 영상에 집중한 로봇 제품을 개발하였다. 외과 의사는 이 로봇을 원격으로 제어하고 내시경에 장착된 초소형 카메라가 촬영한 영상을 볼 수 있어 CT 스캔이나 X선 투시 등 외부 영상에 의존하지 않아도 된다.

영상을 읽은 로봇은 갑상선 결절 초음파, 자궁경부암 선별검사, 폐 질환 선별검사 등 영상진단 분야에 응용할 수 있는 인공지능, 의료 빅데이터, 의료 로봇 결합의 전형이다. 중국은 이 분야에서 세계에서 앞서 나가고 있다.

예를 들어 중국의 심사숙고용 영상 읽은 로봇은 자궁경부 세포학 분야의 지식을 바탕으로 심도학습, 기계학습, 의학 영상처리 등의 기술을 통해 자궁경부 세포의 핵심 특징 추출, 자동 분할단 중첩 세포, 도편상 병변 세포의 등급별 빠른 식별이 의사 선별검사를 효과적으로 보조하여 영상 읽기 효율을 현저히 높이고 병변 세포의 민감성과 특이성이 높다.

중국의 영상 읽은 로봇은 폐 결절, 엑스레이 질환 선별, 골연령 검사 등 다양한 분야에 응용할 수 있으며, 최신 인공지능 알고리즘과 결합해 유사 사례 검색과 의학 영상 지능 진단이 가능해, 의사에게 병의 위치 파악, 병세 분석, 수술 지도에 큰 도움을 준다.

(3) 캡슐 로봇

캡슐 로봇은 사람의 위장관으로 들어가 의학적 탐사와 치료를 할 수 있는 지능화된 마이크로 도구로 체내 개입 검사와 치료의학 기술의 새로운 돌파구다. 현재 상용화된 캡슐 로봇은 진단과 측정에만 국한돼 있다. 코어 템프(미국 HQ사)는 미국 식품의약청 인증을 받은 최초의 캡슐 로봇으로 무선 통신 방식으로 체온을 실시간 모니터링하고 기록한다.

캡슐내시경은 캡슐 로봇의 대표적인 응용으로 위내시경의 삽관을 피하고 의료진이 자기장 기술을 이용하여 캡슐내시경의 체외 조종을 구현합니다. 검사자는 마취가 필요 없고 통증, 무창성, 교차감염이 가능하다. 검사 후 캡슐 로봇은 소화관에 의해 배설되어 한 번에 사용된다.

이스라엘 Given Imaging 회사의 PillCam은 현재 전 세계에서 가장 널리 응용되고 있는 캡슐 로봇으로 최신 시스템은 14프레임/s의 속도로 고화질 컬러 이미지를 전송할 수 있으며 전 세계에서 이미 25만 명이 넘는 환자가 사용하고 있다. NaviCam[중국, 안한광전기술회사(安翰光電技術公司)]은 2013년 의료기기 등록증을 발급받아 현재 중국 국내 10여 개 병원에서 사용하고 있다. NaviCam은 순항 캡슐 내시경 제어 시스템과 위치 추적 캡슐 내시경 시스템으로 구성되어 있으며, 자기장 기술로 캡슐의 체내 전반적인 제어를 하고 있다. 중국 금산사에서 개발한 캡슐 로봇은 MEMS 기술을 적용하여 의사가 로봇의 자세를 제어하고 의심스러운 병소를 여러모로 관찰할 수 있고 병변 조직 샘플 채취, 약물 방출 등도 가능하다.

6.3.3 재활 로봇 업무 모델

재활 로봇은 뇌졸중, 척수손상 등으로 인한 신경 손상 환자를 대상으로 하는 분야가 많다. 현재 연구자들은 기능장애와 장애 환자들이 잃어버린 신체운동 기능을 회복하거나 보상하는 기능 재활 로봇 시스템, 스마트 의족 및 외과 골격 기기 보조 시스템 등을 개발하는 데 성공했다. 가장 흔한 운동 기능 회복 외에도 심혈 기능 재활, 인지 기능 재활, 스마트 의족 등이 있다.

이를 통해 우리는 운동기능 재활 로봇, 심혈 기능 재활 로봇, 인지 기능 재활 로봇, 스마트 의족으로 나눌 수 있다. 재활 로봇 덕분에 물리치료, 작업, 운동, 게임 등의 요법으로 사람의 기능장애를 경감, 보완, 재건할 수 있다. 재활 기간별 환자에게 차별화된 훈련을 제공하여 재활 시간을 단축하고 재활 효과를 높일 수 있다.

(1) 운동기능 재활

운동기능 재활은 주로 장애, 노령, 거동이 불편한 사람들을 대상으로 한다. 많은 재활 시스템 중 가장 수요가 많은 것으로 주로 외골격 로봇과 재활 시스템을 포함한다.

외골격 로봇은 반복운동을 하는 오력계로 재활훈련을 해 보행을 보조하거나 회복하거나 하지운동장애 환자의 삶의 질을 높일 수 있는 웨어러블 기계구조다. 활용처별로 보면 외골격 로봇은 하중형 외골격(조력 외골격)과 동력교형기로 나뉜다. 하중형 외골격은 착용자의 하중 능력을 증가시키기 위해 사용되며, 일반적으로 기계적 구조에 의해 사람의 몸에 실리는 하중을 지지하거나 분담한다. 동력교형기류의 외골격 로봇은 운동장애가 있는 환자나 노인에게 지지·보조·교정을 해줘 운동능력 회복을 돕는 데 쓰인다. 미국의 ReWalk 시리즈와 eLEGS 등 국제적으로 대표적인 연구 성과와 제품이 있다. 외골격은 구조에 따라 또 단관절 외골격과 다관절 외골격으로 나눌 수 있다.

임상 탐구가 깊어지고 과학 기술 혁신이 발전함에 따라 외골격 기술은 외국에서 이미 성형되어 임상 척수 손상, 뇌 손상 환자 등의 조행 설비에 널리 응용되고 있다. 현재 대표적인 외골격식 재활 로봇 제품으로는 스위스 취리히 연방공과대학의 ARMin 상지 재활로봇과 Lokomat 하지 재활 로봇, 미국 ArgoMedical Technologies 회사의 ReWalk 로봇, 미국 Ekso Bionic 회사의 EksoGT 하지 외골격 로봇, 중국 다아이사의 Ai-Robotics 외골격 로봇 등이 있다.

재활시스템은 센서를 통해 인체 관절의 공간 좌표를 확보하고 노드의 운동 궤적을 포착해 환자의 회복 훈련 과정을 더욱 직관, 효율적으로 진행할 수 있는 완전한 소프트웨어 훈련 시스템이다. 의사는 언제든지 재활시스템의 데이터베이스에 들어가 환자의 재활 상태를 조회하고 재활훈련 내용을 업데이트하여 소프트웨어 앞부분에 표시하여 사용자에게 제공할 수 있다.

재활 시스템은 단일 치료사를 상대로 지루하고 반복적인 운동 대신 난이도가 다른 훈련 게임 등 흥미진진한 재활 훈련을 많이 포함할 수 있도록 다양한 재활 훈련 방식과 훈련 게임을 융합하였다. 미국 매사추세츠공대 Manus는 급성 및 만성 뇌졸중의 재활 시스템에 대해 훈련 게임을 통해 환자의 팔을 회복시키고, 재활 훈련 과정에서 축적된 파라미터를 실시간으로 기록하는 하체 재활 훈련 시스템을 개발하여 마이크로소프트 Kinect의 가상현실 기술을 기반으로 노인들의 인체 보행 상태를 분석하여 노인들의 운동기능을 회복시켰다.

앞으로 지역사회나 가정에 재활시스템을 도입하면 병원 의료자원의 긴장을 완화하고 많은 양의 재활 데이터를 얻을 수 있어 관련 질환 재활 연구에 데이터 기반을 제공하고 재활훈련의 정보화를 높일 수 있다.

(2) 스마트 의족

스마트 의족은 남아 있는 근수축 근전 신호를 채취해 훈련 중 근전 신호와 의족 관절 운동의 대응 관계를 만들어 지능화 모드로 실제 몸놀림을 할 수 있다. 1990년대 뉴욕주립대의 채핀 등은 뇌피질 뉴런 집합 신호를 이용해 로봇팔의 움직임을 제어할 수 있다는 사실을 처음 실험으로 확인하였다.

현재 스마트 의족 연구는 지능 지체의 설계와 제어, 다중센서의 융합을 기반으로 한 인체 움직임 의도 인식 등 크게 두 가지 분야를 중점적으로 다루고 있다. 전자는 스마트 바이오닉 기술을 이용해 의족의 기계적 구조와 제어 방법을 설계해 의족 관절이 보행 중 인체 관절에 더 가까운 역학적 특성을 가질 수 있도록 하지만, 후자는 채취한 인체생리 신호와 의족 센서 신호에 따라 사람의 운동 의도를 어떻게 인지하고 인식구조에 따라 의족의 제어 파라미터를 조정해 자연스럽고 매끄럽고 안정적인 보행이 가능해지도록 하는 데 주목하였다.

현재 스마트 의족 분야에서 성숙된 제품은 아이슬란드 Ossur 회사의 Rheo 대퇴부 의족과 무릎관절 절단 스마트 의족, 독일 Otto Bock의 Cleg의 스마트 의족, 영국 Touch Bionics 회사의 i-limb의 스마트 의족 등 국내 관련 연구는 주로 베이징대, 칭화대, 상하이교통대, 화중과기대, 허베이 공대, 국가 재활기구 등 다양한 대학에서 진행되고 있다.

(3) 기타 재활 로봇

재활 로봇의 응용 분야에는 심폐기능 재활, 언어기능 재활, 인지기능 재활 등 다른 유형의 재활 로봇도 포함된다.

[심폐 기능 재활 로봇]

심폐기능 재활 분야에서는 주로 심부전 환자 치료에 활용되며, 기존의 치료방식은 삽입형 심실 보조 장치(VAD)였으나 이 장치는 사용 시 혈액과 직접 접촉되므로 환자는 미리 혈액 희석제를 복용하여 뭉침이 생기지 않도록 해야 한다. 주문 제작할 수 있는 소프트웨어 로봇은 심근 수축을 시뮬레이션해 혈액과 직접 접촉하지 않고 심혈관계 시스템이 정상적으로 작동하도록 도와줘 시너 사용 비용을 절감하고 감염 위험도 낮췄지만, 아직 이 연구는 테스트 단계여서 활용되지 않고 있다.

[인지 기능 재활 로봇]

인지 기능 재활 분야에서는 최근 들어 인지 기능이 퇴화한 환자가 늘고 있어 전통적인 정신 약물 외에 애완동물 로봇, 휴머노이드 로봇을 이용한 물리치료가 새로운 치료 수단이다. 이 가운데 실제 애완동물과 사람의 상호작용을 최대한 모방해 치매 환자의 행동과 심리상태를 개선하고 정신적 약물의 사용을 줄이는 동물 요법 기반의 애완로봇이 일부 의료·양로 기관에 적용되었다. 휴머노이드 로봇의 동반 치료도 자폐아 치료에 활용되고 있는데, 표정이 단순해 환자들로부터 신뢰를 얻기가 쉬워져 치료 효과를 볼 수 있다.

[언어 기능 재활 로봇]

뇌졸중 환자에게 흔히 나타나는 합병증으로 실어증이 있어 해당 언어의 기능장애가 생길 수 있다. 실어증이란 환자의 의식이 뚜렷하고 정상적이며 발음, 구음 기관에 장애가 없지만, 뇌가 손상돼 이해나 언어 구사 능력이 부족하거나 상실되는 것을 말한다. 언어기능 재활 로봇은 엄밀히 말하면 그림과 손짓으로 환자의 의미를 넘나드는 연결을 통해 환자가 표정 조합을 통해 다른 사람과 소통할 수 있고, 배경에는 해당 문자로 번역해 메시지를 보낼 수 있어 편리하고 빠르게 사용할 수 있다.

6.3.4 의료 서비스 로봇 업무 모델

의료 서비스 로봇은 원격의료 로봇, 물품 운반 로봇, 약국 서비스 로봇 등 3종이다. 미국 아이로봇(iRobot) 사와 인터치(InTouch) 사의 합작으로 개발한 RP-VITA 원격 의료 로봇은 원격 명령에 따라 스스로 움직이고, 장애물을 피하고, 엘리베이터를 드나들 수 있는 자율 항법 기능을 갖추고 있다.

Helpmate, HOSPI, TUG, Swisslog 등과 같이 물품 운반 로봇으로 자율 경로 계획, 장애물 회피, 충전, 물품 운반 등이 가능하다. 의료인이 환자의 신원을 확인할 수 있도록 도와주고 필요한 약품을 정확하게 나눠주는 간호 로봇도 있다.

서비스 로봇은 간호사 대신 음식 배달, 사례, 검사서 등을 배달할 수 있다. 미국 운송연구회에서 고안한 헬퍼 메이트 로봇은 24시간 병원에서 음식과 약품을 운반하는 작업을 할 수 있으며, 공장에서 사용하는 자동 운반차와 달리 고정된 궤도망을 따라 걷는 것이 아니라 센서와 운동계획 알고리즘에 기반해 자율보행이 가능해 일부 구조화된 환경에 적합하며, 시스템에서도 센서 소음과 오차, 위치결정 오류를 처리해 장애물을 발견하고 피할 수 있다.

일본 기계공학 연구소가 개발한 멜콩(MELKONG) 케어 로봇은 걷기 불편한 환자를 화장실이나 욕실에 보내기 위해 보통 두 명의 간병인이 필요하지만, 환자를 침대에서 쉽고 부드럽게 들어 올려 화장실이나 욕실, 식당으로 보낼 수 있다. 평소에는 간호사가 조종하지만, 야간에는 정지, 보행 등 핵심기술로 조종할 수 있다.

원격의료 로봇 스마트 가이드 로봇은 전자 조회기와 달리 데이터를 축적하고 갱신함으로써 사람들이 제기하는 새로운 문제를 끊임없이 풀 수 있어 병원의 거대하고 복잡한 정보 서비스 수요를 효율적으로 메울 수 있고, 나아가 병원에서 늘어나는 인력 수요를 충족시킬 수 있는 조제, 채혈 등 다양한 서비스 로봇이 쏟아져 나온다. 앞으로 의료 서비스 로봇은 환자의 체온 체크, 병실 청소, 심지어 화상 전송을 통해 환자의 상태를 이해할 수 있게 도와줄 것이다.

CHAPTER

7

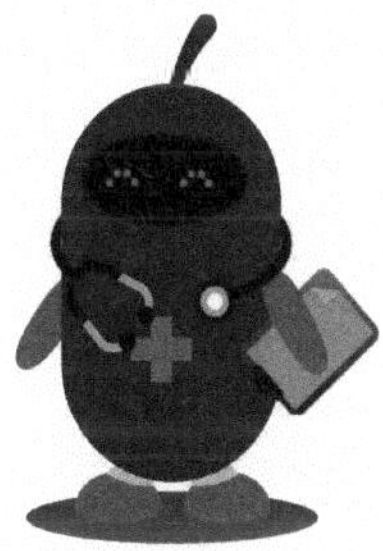

산업 네트워크, 생물 의약품의 발전 신 방향

Chapter 7

산업 네트워크, 생물의약품의 발전 신 방향

산업 인터넷은 차세대 정보기술과 제조업이 융합하는 산물로서 새로운 산업혁명의 핵심 지지와 '인터넷+선진 제조업'을 심화한 기반이 되고 있으며, 미래 산업 발전에 전방위적, 심층적, 혁명적 영향을 미치고 있다. 또한 네트워크, 플랫폼, 보안의 3대 기능 체계를 통합적으로 구축하고 사람, 기기, 사물을 전방위로 연결된 새로운 네트워크 인프라를 만들어 지능화 발전하는 신흥 업태와 응용 모델을 형성한다.

현재, 산업 네트워크를 발전시켜 생물 약품 산업의 고도화를 촉진하는 것은 이미 큰 추세가 형성되었다. 주요 응용 분야는 의료 장비 생명 주기 관리, 생물의약품 소재 적층 성형 제조(3D 프린팅), 인공지능 보조로 약물 연구개발 등을 포함한다(그림 7-1 참조).

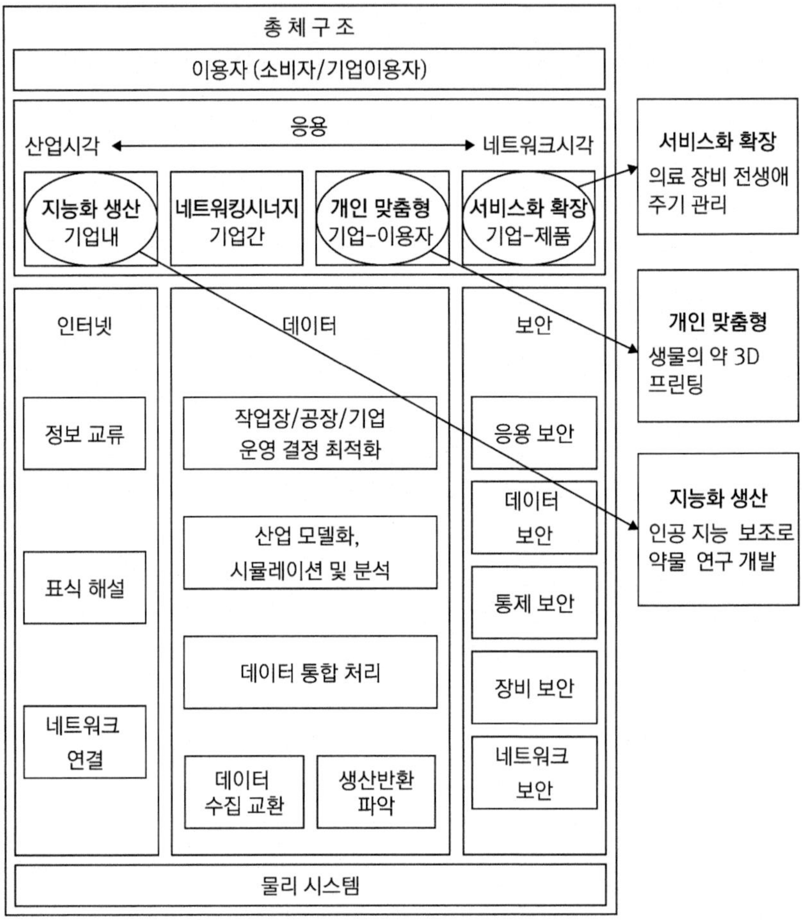

[그림 7-1] 생물 의약 공업 네트워크 응용 분야

7.1 의료 기기의 전체 수명 주기 관리

7.1.1 발전 배경

의료 장비는 기술 수준이 높고, 진단, 검사, 재활 및 건강 관리 장비의 구조 및 원리가 복잡하고, 종류도 많으며, 의료 기기의 지능형 관리는 이러한 복잡한 장비의 효과적인 관리 방법이 제공되었다. 최근 몇 년 동안, 중국 공공건강 기관이 의료 장비의 품질 관리 요구사항 및 관련 규칙 및 규정의 개선에 따라 의료 장비의 품질 안전 및 위험 관리는 점차 각 등급의 병원에서 임상 작업의 안전을 보장하기 위해 중요한 부분이 되고 있다.

병원들은 의료 장비 관리에서 장비의 수명 주기 지능형 관리의 개념을 이용하고, 장비의 수명 주기 데이터베이스를 구축하여 장비 수명 주기 데이터베이스의 정보 분석에 따라 장비 조달, 사용 유지 보수 및 품질 관리의 효율성을 개선하며 장비의 안전 이용을 보장하기 위해 강력한 데이터 지원이 제공된다.

병원 장비의 사용 상황은 이 병원의 현대화 수준, 기술 수준과 진단 능력을 어느 정도로 반영할 수 있다. 모바일 장비 사용의 안전성과 효율성을 높이기 위해 의료 기기의 지능 관리 수단도 필요하다. 지능 관리를 통해 의료 기기의 관련 부서 간에 통합 관리를 수행하면서 정보고도(information silo)를 방지하는 실질적인 연결을 구축할 수 있다. 효과적인 정보 시스템은 장비 관리 정보의 수집 및 보관을 촉진하여 관리 표준화와 관리 효율성을 향상할 수 있다.

의료 기기의 일상적인 정보 관리 외에도 의료 기기의 지능형 관리는 조달 정보, 품질 관리 상황, 보수 상황 등을 체계적으로 관리해야 한다. 이렇게 하면 전문 이용자에게 의공학 관련 서비스를 제공할 수 있다. 또한, 병원에서 내부 지능화 관리도 장비 안정과 의료 품질, 의료 안정을 확보할 수 있으며, 특히 정기검정, 보양 및 계량 작업을 할 수 있다.

병원의 일상적인 운영에 관하여 소모품 관리의 측면에서 높은 가치의 소모품 비공시적으로 유입하고 허가 없이 임상에 들어가는 등의 문제도 존재하고 있다. 창고 관리도 재고가 너무 많아서 자금 점유와 재고 없기에 일시적 물량 보충 등의 문제가 존재하고 있다. 게다가 장비 이력 조회가 어렵고, 증명서 관리 문제도 의료 장비의 사용 효율과 유지 보수 효율성을 제약하고 있다.

의료 장비 미세화 관리 시스템 수립, 병원의 대형 의료 장비, 소형 설비 미세화 관리, 병원 설비 관리 효율화, 간편화, 미세화, 완전하고 정확한 데이터 분석으로 병원설비 사용 효율 향상, 과학적인 구매평가체계 수립, 자원 배치, 설비 사용 원가 절감, 설비 미세화 관리를 실현해야 한다. 동시에 의료기기의 스마트 관리도 병원의 경제성을 높이는 중요한 수단이다.

병원 장비과는 병원의 의료기기와 자산 사용을 관리하고, 모든 행위도 병원의 경제적 이익과 관련된다. 유효적인 관리를 하면 병원 자금을 절약하고 자산운용 위험을 줄이며 경제적인 효과를 가져올 수 있다. 반면에 의료기기의 지능화 관리, 즉 전생명주기 관리는 의료 기기 주기를 전반적으로 관리하는 과정이다. 이렇게 하는 목적은 기기의 사용주기 동안 비용은 최소한으로 하며, 종합효과는 가장 높게 달성하는 것이 목적이다. 장비의 구매 신청 계획, 구매 운영, 탈락 등 각 단계에 대해 과학적인 전 주기 관리를 함으로써 과학 규범의 설비 양호를 실현하여 설비 유지 비용을 절감한다. 의료 설비의 이용률, 고장률, 정비율, 유휴율 등 지표의 통계분석 효율을 높이며 설비의 3개 증명(즉, 생산 허가증, 등록증, 경영 허가증)의 정적 관리를 동태 관리로 전환하여, 안전 문제를 완전히 근절하고 원격관리를 실현한다.

7.1.2 핵심기술

의료 설비의 지능화 관리, 의료 설비와 관련 의료용 소모품을 입원부터 폐차까지의 전 이용 주기 관리 과정을 포함한다. 주로 의료 설비 관리, 일반 소모품 관리나 고비용 소모품 관리를 포함한다. 구체적으로 설명하면 다음과 같다.

1. 장비 분류 파일: 의료기기 분류 코드, 각 지역 재정부 코드, 병원 내 코드 등이다.
2. 설비 청약 관리: 연도 계획, 신청, 승인, 입찰, 계약, 기록, 구매 등이다.
3. 설비자산관리: 자산 카드, 전자기록, 부문 이동, 폐차, 감가상각, 점검 등이다.
4. 설비보수관리: 보수, 고장처리, 검수, 수리비용 통계, 작업량 통계, 수리 고장 통계 등이다.
5. 설비 정비관리: 정비 계획 수립, 정비 계획 시행, 작업 알림, 비용 및 작업량 통계 등이다.
6. 품질관리: 계량 합격기록, 계량기록 조회, 설비검사, 구급 설비 관리, 불량사건 신고 등이다.
7. 효익 분석, 과실 효익 분석, 각종 분석 대비도.

8. 작업 알림 플랫폼: 계약 및 지급 알림, 보수와 유지 알림, 계량 만기 알림 등이다.

의료 지능화 관리는 의료 기기의 수명 주기를 핵심으로 스마트 수명을 이용하여 병원의 다른 정보 시스템과 결합하는 의료기기 미세 관리를 달성하는 것이다. 또한, 의료 기기의 수명 주기에는 사전 연구, 디자인, 고정 및 생산의 과정이 포함되지 않는다. 병원에 대해 의료 장비의 수명 과정은 주로 협상, 항목 이안, 재현상, 입찰, 담판, 계약 체결, 설치 훈련, 수용, 지급, 사용, 유지 보수 및 측정 테스트, 파일 관리, 혜택 평가, 전송, 폐기, 처분 등을 포함하는 장비 출고 후의 과정을 정의한다. 이상의 과정이 성질에 따라 계획 관리, 구매 관리, 설치 및 납품, 사용 관리, 재무 자산, 정보 및 보안 관리의 6가지 측면으로 구분된다.

계획 관리에는 사전 협상, 프로젝트 수립, 예산 책정 및 승인이 포함된다. 병원의 성격과 소속 관계가 다르므로 항목 및 승인 방법, 요구 사항도 다르다. 구매 관리는 특정 구매 요구 사항, (입찰) 구매, 계약 체결, 생산 및 운송 등을 포함하지만 일반적으로 병원은 생산 및 운송 등 과정에는 관심이 없다. 설치 및 납부에는 현장 및 사전 설치 준비, 사용 허가, 설치, 첫 번째 계량 테스트, 사용 훈련, 수락 및 납부가 포함된다.

사용 관리는 운영 규정과 제도 제정에서 시작하여 안전 평가, 유지 보수, 검사 관리, 측정 테스트, 업그레이드, 변경 등이 포함되며, 이 단계는 시간이 가장 길고, 관리 세부 내용이 더 많은 단계이다. 재무 자산 관리에는 지급, 업데이트, 이전, 폐기, 처분, 파일 관리, 비용 계산, 혜택 분석 및 평가, 데이터 통계 등이 포함된다. 정보 및 보안 관리에는 정보 관리, 간섭 방지, 바이러스 방지, 공격 방지, 장비와 환자의 정보 보안 등이 포함된다.

전체 수명 주기 관리를 달성하기 위해 장비를 핵심으로 위의 전체 프로세스가 모든 정보 시스템에 포함되어야 한다. 관리자는 언제든지 모든 장비의 상태와 효율성을 파악하면서 자산이 손실되지 않고 실제와 계정이 부합하는 것을 확보해야 한다. 전체 수명 주기 감독 과정에서 시스템은 하드웨어 및 소프트웨어의 결합을 채택하고 의료 기기의 사용 및 장비 상태에 대한 실시간 통계 및 분석과 같은 핵심 기술을 사용하여 HIS 및 HRP 등 시스템의 기본 데이터를 통합해야 한다.

이렇게 하면 병원의 모든 의료 장비의 구매, 사용 효율성, 비용, 유지 보수, 폐기 평가 등 측면에서 전체 수명 주기 관리를 실현하여 병원이 의료 장비의 사용을 평가하기 위한 근거를 제공하고 의료 장비의 구매에 의한 데이터를 제공할 수 있다. 예를 들어, 방사선, 초음파 및 내시경 등 대형 장비에 대한 영상 장비 관리는 각각 독립 실행되는 기기 혜택, 예방성 유지, 보수, 고장 수리, 장비 조절, 품질 통제, 계량 관리 및 기타 측면에서 미세화 관리를 수행한다.

동시에 의료 기기 인프라에는 데이터 수집 시스템, 데이터 전송 네트워크 및 실시간 데이터 모니터링 피드백 시스템을 포함한 3단계 관리 시스템으로 구성된다. 데이터 수집 시스템은 CT, MRI, DR, CR, X선 장치, 카트형 B초음파 진단기, 인공호흡기, 고압 산소 탱크, 선형 가속기 및 기타 의료 장비와 같은 다양한 대형 의료 장비이다.

데이터 전송 네트워크에는 유선 네트워크, WiFi, 4G 네트워크 및 5G 네트워크가 포함된다. 유선 네트워크는 큰 대역폭, 낮은 대기 시간 및 높은 신뢰성의 특성이 있으며, Wi-Fi를 연결의 용이성과 이동성의 장점을 활용하여 4G/5G 네트워크의 광역 커버리지, 강력한 간섭 방지 능력 및 엔드 투 엔드 네트워크 Qos 보증과 같은 장점을 활용하며, 의료 기기 데이터를 부서, 병원 및 클라우드에서 다단계로 신속하게 전송하는 것을 실현한다. 실시간 데이터 모니터링 피드백 시스템은 기존의 클라우드 플랫폼을 기반으로 사물 인터넷, 빅데이터 및 인공 지능과 같은 새로운 기술을 결합하여 더 정확하고 실시간으로 효율적인 의료 기기 데이터 수집 시스템을 구축해야 한다.

7.1.3 직면하는 문제점

의료 장비의 전 수명 주기 관리의 실시는 다음과 같은 문제점을 해결해야 한다.

(1) 의료 장비의 지능화 관리 표준 완비

현재 중국의 의료 장비 지능형 관리 표준은 완벽하지 않다. 따라서 현재의 모니터링을 바탕으로 의료 장비의 지능화 관리 요구를 개발하며, 관련 계획을 수립하는 것이 좋다. 중국의 고수준 병원의 의료 장비 관리를 우선으로 관련 개발 요구가 제시될 것이다.

중국의 의료 장비 관리는 관련 기본 규정이 있지만, 특정 관리 규정, 정보 교환 과정 측면의 보안 표준 및 기타 내용이 아직 부족하여 구체적인 표준도 미흡하다. 구체적인 지능화 관리의 표준 내용에서 국가 측면의 관리 플랫폼 및 개발 계획을 수립하고, 병원 시각에서 기본 의료 장비 관리 표준 요구 사항을 제시하고, 의료 장비 생산 및 공급 업체에 대한 개방형 데이터 표준을 설정해야 한다.

(2) 의료 장비 지능화 관리 발전 단계 확보

의료 기기 관리에는 여러 측면이 있으므로 장비 구매에서 폐기 및 통계 관리까지 많은 정보화 관리가 필요하다. 관리 내용은 조달 정보, 장비 정보 및 관리 데이터 등을 포함한다. 현재, 병원의 발전 수준으로 의료 장비의 지능화 관리의 개발 수준도 다르다. 일부 병원의 의료 장비 지능화 관리 시스템 구축이 효과적인 성과가 나타나고 일반 병원도 관련 지능화 관리 시스템이 있지만, 수준이 약한 병원은 아직 지능화 관리 시스템이 부족하다.

의료 장비 관리의 종합 관리 시스템으로 의료 장비 정보 관리 시스템은 특정 건설의 과정에서 정보 활용을 극대화뿐만 아니라 병원 개발의 기본 상황에 따라 장비 조달, 네트워크 배선 및 시스템 도입이 필요하다. 지능화 관리 시스템이 부족한 병원은 이미 기본 지능화 관리 시스템을 가지고 있는 병원의 건설 경험을 참조하고 자체 개발 요구 사항에 맞는 지능화 관리 시스템을 구축해야 한다.

기본 지능화 관리 시스템을 가지고 있는 병원은 정보 시스템의 더 앞선 병원의 정보시스템의 건설 방법을 참조하고 대규모 관리 시스템의 관리 모드를 도입하여 점차 개선해야 한다. 또한, 이미 같은 지능화 관리 모드를 가진 병원은 시스템을 더욱 개선하고, 정보를 최대한 활용하여 외국 관리 내용, 관리 수단 및 정보 교환 방법을 참조해야 한다.

(3) 의료 장비의 지능화 관리 내용 파악

유지 보수 엔지니어 및 유지 보수 정보 시스템, 데이터베이스, 병원 장비나 도구 데이터베이스를 구축하여 정보를 공유해야 한다. 수립된 정보 시스템에 즉시 기록하여 의료 장비의 상태를 반영하는 것은 일상적인 의료 기기 관리를 위한 사실적 근거를 제공한다. 또한, 장비 파일의 유지 보수 기록의 데이터를 사용하여 통계 분석을 수행하고, 사용 과정에서 발생하는 문제를 방지하며, 예방 수리를 실현한다.

장비 관리 시스템은 장비의 상태 모니터링을 수행하여 관련 데이터를 제공하면서 정보 수집 기술을 사용하고, 장비의 온도, 압력, 진동, 소음 및 기타 수치를 완전히 모니터링한다. 이 정보를 장비의 정상 수치와 비교하여 조기 경보를 도출하며, 장비 활용도를 향상할 수 있다. 그리고 병원은 기존 자산 정보 관리 시스템을 최대한 활용하여 병원 장비의 운영 상태 및 기본 요구 사항을 결정하기 위해 조달, 할당, 임대 및 폐기 장비를 과학적으로 계획해야 한다.

7.2 생물 의약 소재 적층 성형 제조(3D 프린팅)

7.2.1 발전 배경

소재 적층 성형 제조(3D 프린팅)의 개념은 이미 19세기 후반 미국에서 나타났다. 이 기술은 100년 이상 개발되어 기술의 제한으로 인해 소규모 기업응용만 있는 것이다. 1980년대까지 수준 높음 기술수단이 발전되어 소재 적층 성형 제조(3D 프린팅)가 중요한 기술 수단으로 하는 새로운 아이디어와 새로운 발명이 다양한 산업에서 사용되기 시작하였다. 1980년 Hideo Kodama는 소재 적층 성형 제조(3D 프린팅)의 개발 프로세스를 가속하기 위해 감광성 폴리머의 신속한 가공 방안을 제시하였다.

1986년에 3D Systems 회사는 STL 파일 형식을 제안하여 점차 컴퓨터 지원 인터페이스 파일 형식 표준이 되었다. 이것은 3D 프린팅 산업에 기술 표준의 급속한 발전을 위한 기반을 제공하였다. 1988년 3D Systems는 레이저 광경화 기술을 핵심으로 세계 최초의 상용 3D 프린터를 개발하는 동시에 Stratasys 회사는 용융 증착 신속 가공 기술을 핵심으로 하는 상용 3D 프린터를 발명하였다. 1989년 C. R. Dechard는 나일론, 왁스, 세라믹, 금속 및 기타 재료의 성형을 지원하는 선택적 레이저 소결 공정을 제시하였다. 결과 3D 프린팅 기술은 각계각층의 사람들에게 비즈니스로 발전하였다.

소재 적층 성형 제조(3D 프린팅)는 먼저 컴퓨터에서 제품을 3D로 렌더링한 다음 특정 인쇄 재료를 사용하여 제품이 형성될 때까지 레이어별로 인쇄하는 것이다. 소재 적층 성형 제조(3D 프린팅)는 응집형 기술에 따라 광경화 입체 포트 리소그래피, 용융 증착 제조, 선택적 레이저 소결, 적층 솔리드 제조 및 3D 인쇄로 구분된다. 생물의약 분야에서 일반적인 소재 적층 성형 제조(3D 프린팅) 기술은 주로 선택적 레이저 소결, 레이저 광경화, 용융 증착 제조, 적층 솔리드 제조 기술 등이 포함된다. 또한, 3D 인쇄 기술, 전자빔 용융 가공 기술 등이 생물 의약 분야에서도 자주 이용되는 것이다. 소재 적층 성형 제조(3D 프린팅) 기술은 제품 개발 및 제조를 위해 업계 전반에 무한한 가능성을 가지고 있다.

소재 적층 성형 제조(3D 프린팅)의 정밀도는 사용되는 재료에 따라 결정된다. 화학 조성에 따라 3D 프린팅 재료는 금속 재료, 세라믹 재료, 복합 재료 및 폴리머로 구분된다. 소재 적층 성형 제조(3D 프린팅) 재료는 일반적으로 경화 반응 속도에 대한 높은 요구 사항으로 특수 가공이 필요하다. 현재 임상 측면에서 주로 이용하는 재료는 고성능 엔지니어링 플라스틱 및 수지 재료에 집중되고 있다.

엔지니어링 플라스틱은 소재 적층 성형 제조(3D 프린팅) 재료 중 이용 빈도가 높다. 의학 분야에서 주로 폴리카보네이트, PC-ISO(생물학적으로 호환되는 열가소성 재료), 폴리에테르 케톤 등을 포함한다. 이 재료는 열가소성, 높은 강도, 내충격성 및 노화 방지 특성이 있으며, 다양한 의료 장비 및 생체 모방 인간을 만드는 데 사용할 수 있으며 두개골 수리 및 수술 시뮬레이션에 대한 분야에서 이용한다.

수지 재료는 높은 강도, 좋은 인성, 충격 저항 및 풍부한 색상의 장점을 가지고 있으며, 의료 모델의 3D 프린팅에 사용되어 명확하고 정밀한 모델이 나타날 수 있다.

스테인리스 스틸, 티타늄 합금, 코발트 크롬 합금, 알루미늄 합금 및 기타 금속 재료는 임상 소재 적층 성형 제조(3D 프린팅)에도 이용할 수 있다. 티타늄 합금이 우수한 내식성, 내열성 및 생체 적합성을 갖춘 의료 소재 적층 성형 제조(3D 프린팅) 재료에 매우 적합하며 일반적으로 몸에 진입물이 될 수 있다. 소재 적층 성형 제조(3D 프린팅) 기술을 통해 얻은 의료 티타늄 합금 기기는 개인화 임플란트, 턱 수리, 인공 관절 등에 많은 성공적인 사례와 제품을 가지고 있다.

복합 고분자 젤은 주로 알긴산, 셀룰로오스, 단백질 테르펜, 폴리아크릴 등을 포함하며, 가교 중합으로 형성된 분자 사슬의 3차원 네트워크 또는 상호 침투 네트워크 및 용매로 구성된 시스템으로, 생체 적합성이 양호하며 인체 이식에 적용된다.

또한, 일부 생물학적 활성 세포는 소재 적층 성형 제조(3D 프린팅)의 원료로써 사용될 수 있으며, 세포를 스텐트 구조에 고정함으로써, 성장 인자 및 생체 대분자에 의해 결합하여 특정 구조적 조직 기관을 제조할 수 있다.

동시에 소재 적층 성형 제조(3D 프린팅) 재료의 단일성 및 재료 특성이 3D 프린팅 기술의 임상 적용과 개발을 제한한다는 점을 알 수 있다. 소재 적층 성형 제조(3D 프린팅) 재료의 많은 생물학적 지표, 생물학적 기능 및 생분해성은 계속 탐색해야 한다.

7.2.2 핵심기술

(1) 의학 모델 설계

의료 모델 설계에는 교육 모델 설계 및 임상 진단 모델 설계가 포함된다. 인간의 해부학적 구조의 복잡성으로 인해 현재 전통적인 교육 방법은 주로 2차원 도형과 생물학적 마커에 의해 실시되었다. 하지만 2차원 도형은 학생들에게 명확한 3차원의 이미지를 보여주지 못한다. 소재 적층 성형 제조(3D 프린팅) 기술의 출현과 3D 모델의 생산은 의학 교육으로 진입하면 학생들에게 진실적인 구조와 공간 이해에 어느 정도 도움이 될 수 있다. 임상 응용의 경우 소재 적층 성형 제조(3D 프린팅) 기술은 정형외과, 외과, 치과 및 기타 전문 분야에서 사용되고 개발되었다. 두개골·심장·뼈·혈관 및 기타 조직 장기 모델을 성공적으로 제조하였으며, 3차원 모델을 이용하여 관련 인체 부위를 가시적으로 이해하고 총 사자 개별 치료 및 진단을 안내하는 데 도움이 된다.

소재 적층 성형 제조(3D 프린팅)를 사용하여 제조된 모델은 장기 및 조직의 내부 구조의 세부 사항을 정확하게 나타내기에 의학 지식을 뚜렷하게 선수할 수 있다. 이 기술은 임상, 교학 및 수술 선 준비, 수술 방안 제정, 정밀화 및 개인화된 수술에 적합하다. 부단 대학교 부속 중산 병원(復旦大學附屬中山醫院)은 처음으로 소재 적층 성형 제조(3D 프린팅) 기술로 카테터 대동맥판막 치환 수술을 하여 고령의 대동맥판막 중증협착합 폐쇄 부전 환자에게 성공적으로 치환 수술을 시행하였다.

이 사례는 3D 프린팅 기술을 통해 환자의 2D 이미지 데이터를 실제 크기의 심장 모델로 나타내 기존의 기술 수단으로 받지 않는 정보를 제공하면서 수술의 성공률을 높일 수 있다. 환자의 고해상도 CT 및 심장 초음파 이미지의 수집으로 완전한 심장 및 대동맥 3D 모델을 제조하여 정밀한 수술 계획을 수립하고 1시간 이내에 카테터 대동맥 판막 교체 수술을 완성하였다. 환자의 X선 노출 시간은 이전보다 절반으로 줄었고 조영제의 양은 3분의 1로 감소하였다. 재검사할 때는 인공판막의 위치가 정확하고 작업도 정상이었다.

런던 초음파 센터는 소재 적층 성형 제조(3D 프린팅) 기술을 도입하여 자궁에서 태아를 초음파로 감지하는 다양한 데이터를 컴퓨터 소프트웨어로 처리하고 태아의 3D 모델을 얻은 다음 소재 적층 성형 제조(3D 프린팅)를 사용하여 의사가 태아의 선천성 결함을 진단하는 데 도움이 되는 입체 모델을 제공한다. 또한, 복잡한 외상, 척추 수술 및 관절 수술과 같은 수술의 경우, 척추 뿌리, 엉덩이 및 기타 수술 내비게이션 템플릿은 소재 적층 성형 제조(3D 프린팅) 기술을 통해 제조될 수 있으며 생물학적 임상 및 의료 교육 작업에 적용된다.

최근 몇 년 동안, 소재 적층 성형 제조(3D 프린팅) 기술은 임상 교육 및 정형외과, 치과 및 기타 정밀 의학 과정에 사용되어 의료 모델을 제조하는 수단 및 방법이 생물 의학의 미래 발전을 위해서 새로운 추진력을 제공한다.

(2) 재생 조직 기관 제조

재생 조직 기관의 제조는 주로 신체 내외의 기관과 조직의 제조를 포함한다. 소재 적층 성형 제조(3D 프린팅) 기술이 발전하면서 소재 적층 성형 제조(3D 프린팅)를 통해 인간의 조직 기관을 제조하는 것은 이미 가능해졌다.

소재 적층 성형 제조(3D 프린팅) 기술은 골성 구조 치환에 비교적 성숙하여 현재 뇌외과, 이비인후과, 흉부외과 등의 외과수술에서 중요한 역할을 하고 있다. 골격 체외 제조도 장애인과 근육 위축 환자의 행동 능력을 높여주고 있으며, 골성 구조 결핍에 자주 사용되는 재료는 인체 적합성이 좋은 티타늄 합금을 선택하고 있다. 또한, 소재 적층 성형 제조(3D 프린팅)의 등장과 발전으로 기관 이식이 미래에 신속하게 발전할 것으로 기대된다.

소재 적층 성형 제조(3D 프린팅) 기술로 생체 세포를 함유한 "바이오 잉크"를 재료로 세포조직구조를 1층 제조한 후 소재 적층 성형 제조(3D 프린팅) 기술에 따라 가공하여 점차 입체적인 세포조직구조를 형성하여 필요한 인공장기 및 조직을 나타낸다. 독일 연구자는 소재 적층 성형 제조(3D 프린팅) 기술을 이용하여 인조혈관을 만들어 인체조직과 융합할 수 있고, 장기 거부반응이 없을 뿐 아니라 근육과 유사한 조직을 성장시킬 수 있으며, 임상 시험과 약물 시험 등 임상적 응용에 활용될 것으로 기대된다. 또한, 인체 자가 줄기세포를 이용하여 소재 적층 성형 제조(3D 프린팅) 기술을 통해 제조한 장기는 장기이식 실패 위험을 줄일 수 있다. 현재 귀, 코 등 체외 기관을 제조하는 데 성공한 학자들이 있으며, 소재 적층 성형 제조 (3D 프린팅) 기술로 인체 자신의 세포에 맞춰 가인 세포 혼합물 겔을 이용한 생분해성 비계를 사용하여 층별로 신장 등 체내 복잡한 기관을 구축하였다. 과학기술의 진보에 따라 이식조직이나 장기 부족의 문제는 꼭 해결될 것이다.

(3) 의료 장비 제조

소재 적층 성형 제조(3D 프린팅) 기술을 이용한 의료기기 제조는 유의한 우수성을 가지고 있으며, 의료기기의 정확도를 높일 수 있으며, 연구자들이 소재 적층 성형 제조(3D 프린팅) 기술을 이용하여 제조한 교정기를 이용하는 정형수술과 보조도구가 원활하게 조정되지 않는 문제를 해결하였으며, 정형 부위와 교형이 일치할 수 있어 정형기의 효과를 높였다. 또한, 소재 적층 성형 제조(3D 프린팅)는 제품의 제조 과정을 간소화하여 제품의 제조 주기를 단축하고 효율을 높이며, 비용도 절감한다.

예를 들어 소재 적층 성형 제조(3D 프린팅) 기술은 치아 1개를 출력하는 데 10분이면 되지만 기존 임플란트 기술은 3일이 필요하다. 소재 적층 성형 제조(3D 프린팅)의 보청기는 기존의 복잡한 과정을 모델링, 프린팅 3가지 단계로 간화할 수 있다. 마찬가지로 소재 적층 성형 제조(3D 프린팅) 기술은 각종 의료기기의 제조 분야에서 이미 응용되고 있다. 보조 치료에 사용되는 의료장치의 경우 소재 적층 성형 제조(3D 프린팅) 기술이 제조된 교정기, 보청기, 항법판, 관절 지지대 등의 많은 의료기기는 이미 성공적으로 응용되었다.

수술기기의 측면에서 개성화된 수술은 꼭 전통적인 의료기기를 새로운 의료 패턴에 적응시킨다. 개성화, 맞춤화된 수술 및 기타 기능적 치료 과정에서 개인화된 수술기기를 필요하기에 이러한 새로운 수술기기의 개발, 제조는 소재 적층 성형 제조(3D 프린팅) 기술을 통해 이루어질 수 있다. 이에 따라 다양한 체내 외 기기, 수술기기, 보조 의료기기 등의 연구개발 및 제조과정에서 소재 적층 성형 제조(3D 프린팅) 기술이 큰 역할을 하고 있다. 앞으로도 소재 적층 성형 제조(3D 프린팅) 기술은 의료기기 연구개발과 제조의 기술혁명을 계속 촉진할 것이다.

7.2.3 직면하는 문제점

현재 소재 적층 성형 제조(3D 프린팅) 기술은 제조 소재 특성과 단일성의 원인으로 임상에서 대규모 사용되지 않는다. 예를 들어 금속 분말을 이용하여 보형물을 제조하는 생체 역학적 성능은 전통 수단으로 만들어진 보형물의 성능에 미치지 못하며, 바이오 프린트된 재료는 단일 활성 세포만을 이용하여 조직기관을 제조할 수 있을 뿐 인체조직 기관 기능의 복잡한 다양성이 실현되지 않는다.

그리고 소재 적층 성형 제조(3D 프린팅) 기술은 임상 응용에 관한 법규가 아직 완벽하지 못하며, 각종 소재 적층 성형 제조(3D 프린팅) 기술은 임상에서의 업계 규범과 표준 제정에 대한 많은 문제가 있다. 예를 들면 지식재산권의 보호, 위험물의 설계 및 제조에 대한 제한 등이 있다.

하지만 소재 적층 성형 제조(3D 프린팅)는 바이오의약품 분야에서의 기회와 도전이 공존하고 있다. 소재 기술의 발전과 완비에 따라 제조 재료의 품질이 계속 향상되고, 스마트 소재, 나노 소재, 새로운 중합 소재, 합성 생물 소재, 그래핀 소재 등 선진 소재도 소재 적층 성형 제조(3D 프린팅) 소재가 되기 시작하여 제조 소재가 더 다양해지고, 비용이 낮아지는 등이 소재 적층 성형 제조(3D 프린팅) 기술의 의료분야의 발전에 도움이 된다. 중국에서 처음으로 수립한 소재 적층 성형 제조(3D 프린팅) 기술에 관한 산업 발전 계획인 〈국가 증재 제조 산업 발전 추진계획 (2014-2016)〉은 의료용 소재 적층 성형 제조(3D 프린팅) 소재의 연구개발, 의료용 소재 적층 성형 제조(3D 프린팅) 장비 활용 프로세스, 의료용 소재 적층 성형 제조(3D 프린팅) 인력양성 등 4가지 측면에서 기획되었다.

미래의 소재 적층 성형 제조(3D 프린팅) 기술과 제품의 정밀도와 효율이 향상으로 의료용 소재 적층 성형 제조(3D 프린팅)의 비용이 절감되고 소재 적층 성형 제조(3D 프린팅) 기술의 바이오의약품 응용이 더욱더 효율적으로 보급되고 정확해질 것이다.

7.3 인공지능 보조 약물 개발

7.3.1 발전 배경

약은 어떤 질병에 대해서도 꼭 필요한 치료 수단이다. 그러나 약물 개발은 일반적으로 장시간이 필요하다. 그 프로세스는 약물 발견, 임상 전 개발, 임상 개발의 세 부분으로 구분되었다. 현대 약물 발견은 기술적 측면에서 표적 점의 발견과 확증, 선도물의 발견, 선도물의 최적화 세 단계로 구분되었다. 따라서 신약 개발은 고위험·장주기·자본·기술 집약형의 분야로, 약물 개발 실패율도 90% 이상(특히 혁신 약품)에 달한다. 따라서 신약 개발 과정에서 인공지능(AI) 기술을 활용한 특정 단계의 연구개발 가속, 방안 최적화 등은 의약 기업이나 환자 모두에게 큰 도움이 된다.

신약 개발의 가장 중요하고 어려운 것은 화합물의 선별이다. 대부분 사용할 수 있는 화합물이 이미 발견되었고 새로운 화합물 개발이 어려워지고 있기 때문이다. 둘째는 데이터가 발전함에 따라 연관성을 빠르게 분석하기 위해서는 단순히 전통적인 수단만으로는 충분하지 않다는 점이다. 반면 인공지능은 방대한 양의 문헌에서 관련 분자구조와 같은 정보를 발견할 수 있고, 스스로 학습하여 연관성을 만들고, 많은 선택과 조언으로 빠르게 제공할 수 있다.

2015년 미국 FDA는 60종의 허가된 약물을 보고하였다. 이는 실패 약물 개발비를 합하면 연간 허가받은 약물 1개당 약 6억 9,800만 달러에 달하고 420억 달러가 실패 약물에 사용되었다. 신약 개발 과정에서의 위험을 절반으로 줄일 방법이 있다면 2025년까지 세계 제약 업계는 연간 약 260억 달러를 절감할 수 있을 것이다. 약 업체의 행태를 보면, 과거 Numerate 사와 타케다제약(Takeda Pharmaceutical)이 정식 계약을 맺고 인공지능 기술로 종양학, 위장병학, 중추신경계 질환의 소분자 약물을 찾기도 하였다. 글락소스미스클라인(CSK)은 엑시엔티아(Exscientia)와 협력하여 인공지능 약물 연구개발 플랫폼을 활용하여 CSK에 10개 혁신 소분자 약물 질환 타깃 개발을 진행하였다.

7.3.2 핵심기술

상술한 내용을 정리하여 인공지능 기술이 약물 개발에 도움이 되는 점은 다음과 같다.

(1) 목표 환부 선별

현재 약물 개발의 가장 기본적인 방식은 기존 약물과 질병 간의 교차 효과를 연구하는 것이다. 이에 관한 회고적 연구와 같은 작업은 인공지능에 의존하여 속도를 높일 것이다.

(2) 약물 선별 및 개선

대형 약품 회사들은 이미 내부의 화합물 비축량을 확보하고 있는데, 인공지능(AI) 방식으로 이들 화합물 중 선도물을 선별하여 값비싸고 시간이 오래 걸리는 고도의 선별 과정을 대체할 수 있는 가상 선별 방법을 개발할 수 있다.

브라스 람선다르(Bharath Ramsundar)는 기계학습 관련 논문에서 심층 신경망이 모든 다른 방법보다 우수하다는 것을 보여주고, 특히 심층 신경망이 모든 기존의 방안보다 우수하다고 주장하였다. 많은 목적 환부에서 완벽함에 예측 품질을 구현하여 특히 가상 선별 장치로 적합하다. 결론 심층학습은 가상 선별을 건립하여 약물 설계 과정의 표준 단계로 활용할 기회를 제공한다.

(3) 환자 발견 및 모집

대량 적절 인원을 찾아 피시험(RCT)에 참가한다는 것은 복잡하고 장기적인 과정이다. 특히 혁신약의 연구개발 과정에서 필요한 환자를 찾을 수 있으며 샘플량 확대가 필요 없는 경우 성공률을 보장해야 한다. 이것은 인공지능이 약품 기업을 도울 수 있는 중요한 점이다.

(4) 컴플라이언스 관리

컴플라이언스는 환자가 치료 방안을 준수하여 치료 집행하는 객관적 정도를 정의한다. 신약 임상시험에서 컴플라이언스에 따라 피험자가 정해진 약의 양과 치료 일정에 따라 시험 약물을 복용하는 정도로 정의할 수 있다. 전통적으로 컴플라이언스는 주로 인공 방문을 통해 관리되며, 표본량이 많으면 환자의 자각에 의존할 수밖에 없다. 이 단계에서 모바일 기술과 안면인식 기술을 이용하여 환자가 약을 먹었는지를 판단하고, 약물과 복용을 자동으로 인식하며, 환자에게 약을 먹도록 알려주고, 환자의 컴플라이언스에 따라 정밀하게 관리할 수 있다.

(5) 약품 결정 구조 예측

이형 현상은 한 물질이 두 가지 또는 두 가지 이상의 다른 결정 구조로 존재할 수 있는 현상이다. 화학 약물의 경우 대부분 고형 약물이 다 결정성 상태로 존재한다. 결정형의 변화로 인해 고체 화학물질의 많은 물리적 성질과 화학적 성질을 변화시킬 수 있다. 예를 들면 안정성, 녹는점, 용해도, 용출 속도 등 고체화학 약물의 임상치료에서의 차이, 독부 작용과 안전성 차이, 제품 품질 차이 등이 있다. 약물이 결정형 문제로 출시 지연 등 문제가 있기에 손실이 발생하였다. 따라서 결정형 예측은 제약업계에서 중요한 의미가 있다.

(6) 환자 빅 데이터와 현실 세계

전통적인 신약 개발 과정에서는 환자의 추적에 대해 임상에서만 평가하여 환자는 정기적인 검사가 필요하며, 특정 시간과 장소에서 얻은 데이터가 환자의 신체 상태를 완전하게 나타내지 못하기에 데이터 편차가 발생하는 것이 많다. 또한, 이 과정에서 수집된 데이터는 유효하지만, 실제 세계의 데이터가 아니며 약물의 실제 사용 현황을 추적하도록 하면 실제 세계의 데이터로 이용해야 한다.

실제 세계 데이터의 출처에는 다양한 종류가 있다. 대량 휴대 기기의 건강 정보, 병원 방문 기록, 환자 관리 플랫폼으로부터의 일상 데이터 등은 약품 기업이 실제 세계 데이터를 추적하는 데 도움을 줄 수 있다.

CHAPTER

8

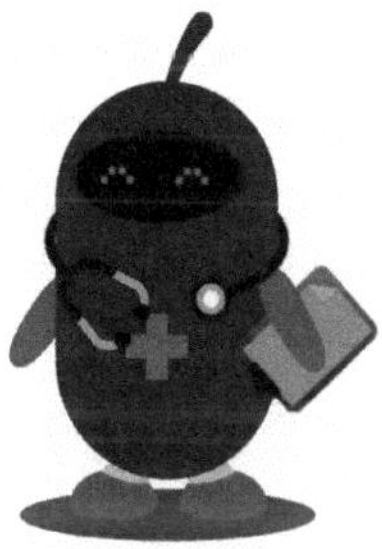

중국 인공지능과 의료건강 발전 전망

Chapter

8 중국 인공지능과 의료건강 발전 전망

앞으로 중국 정보통신기업과 의료기관은 기술, 모델, 자원 등 여러 측면에서 다양한 형태의 협력을 진행하여 인공지능+의료건강 기술의 발전과 모델을 수립하여 의료건강 서비스의 업태를 재정립할 것이다. 발전 과정에서 정책 표준, 기술 혁신, 비즈니스 모델, 인재자원, 법규 윤리는 그 발전에 영향을 미치는 5대 핵심 요소이다.

8.1 정책 표준

8.1.1 산업 발전 촉진

인공지능은 2017년에 중국 정부 업무보고와 19대 보고서에 등장하였고, "인공지능 2.0"은 "과학 기술혁신 2030의 주요 프로젝트"에 포함되었고, "차세대 인공지능 발전 계획"은 "3단계"이 발전 목표를 확립하고, 차세대 인공지능 발전 계획 추진사무실과 차세대 인공지능 전략자문위원회가 건립되었다. 향후 인공지능 관련 과제를 추진할 것이다.

2018년 4월, 중국 교육부는 〈대학교 인공지능 혁신 행동 계획〉을 발표하여 3종류 18가지 중요 과제를 제시하였고, 대학이 세계 과학기술의 발전을 추구해야 하며, 인공지능 분야의 과학기술 혁신, 인재 양성 및 국제 협력 교류 등의 능력이 향상된다고 주장하였다. 인공지능과 생물학, 심리학 등 학과 전공 교육의 교차 융합을 중시하여 '인공지능+X'의 복합 전공 양성의 새로운 모델을 만드는 '신공학' 추진을 주문하였다(표 8-1 참조).

시간	정책 및 계획명	의료건강, 인공지능과 관련 내용
2017.02	스마트 웰빙 노후 산업 발전 행동 계획(2017-2020)	스마트 웰빙은 사물인터넷, 클라우드, 빅 데이터, 스마트 하드웨어 등 차세대 정보기술 제품을 활용하여 건강 상태 실시간 분석, 건강 빅데이터 트렌드 분석 등 스마트 분석 기술 발전을 추진한다. 건강한 노후 데이터 관리와 스마트 분석 시스템을 발전시켜 건강한 노후 빅 데이터의 스마트 도출, 분석 및 처리를 실현한다.
2017.03	2017년 정부 업무 보고	정부 업무보고에 인공지능이 포함된 것은 이번이 처음이다. 신소재, 인공지능, 집적회로, 생물제약, 5세대 이동통신 등 신산업 발전에 촉진하면서 빅 데이터, 클라우드 컴퓨팅, 사물인터넷 등 기술을 적용하여 전통산업을 개선하고 스마트 제조 발전을 핵심으로 해야 한다.
2017.07	국무원의 차세대 인공지능 발전 계획 수립에 관한 통지	인공지능을 활용한 새로운 치료방식, 수단을 확대하여 신속하고 정확한 스마트 의료체계를 구축한다. 스마트병원 구축과 인간-기계 협동하는 수술 로봇 개발, 스마트 진료 도우미 개발, 생리 모니터링 시스템 개발, 인간-기계 협동 임상 스마트 진료 방안 개발, 스마트 영상인식, 병리 분형, 스마트학과 융합 발전 등 주장이 있다. 인공지능을 기반으로 대규모 게놈 인식, 프로게놈학, 대사체학 등의 연구와 신약 연구개발을 진행하고, 의약 감독 지능화를 추진한다. 또한 유행병 스마트 모니터링과 방제도 강화해야 한다.

2017.09	의료기기 분류 목록	진단 소프트웨어가 알고리즘을 통해 진단 근거를 제공하고, 진단 기능을 보조하는 것만으로 진단 결론을 직접 내리지 않을 때는 제2종 의료기기를 신고한다. 병변 부위를 자동으로 인식하여 명확한 진단 안내를 할 때는 제3종 의료기기에 분류되어야 한다.
2017.10	19대 보고서	인공지능과 실물경제가 융합된다.
2017.12	차세대 인공지능 산업 발전 3년 추진 행동 계획 (2018-2020)	의료 영상 보조 진단 시스템을 육성한다. 의학 영상데이터 표준화와 규범화를 추진하고, 뇌, 폐, 안, 골, 심뇌혈관, 유선 등 대표적인 질환 분야의 의학 영상 보조 진단 기술 연구개발을 지원하며, 의료 영상 보조 진단시스템의 제품화 및 임상 보조 적용이 신속하게 발전해야 한다.
2018.03	2018년 정부 업무 보고서	빅 데이터 발전으로 차세대 인공지능 연구개발(R&D) 적용을 강화하고 의료, 노후, 교육, 문화, 스포츠 등 다양한 분야에서 '인터넷 plus'를 추진한다. 스마트 산업을 발전시키고, 스마트 생활을 확대해야 한다.
2018.04	대학교 인공지능 혁신 행동 계획	스마트 의료분야에서 기술이전과 성과 전환을 지원하여 응용 시범을 강화해야 한다. 관련 산업 부문과의 협력 강화, 의료분야 신산업 및 새로운 업태 형성을 추진, 인공지능 기술 선도형 기업 육성, 산업클러스터 형성을 추진해야 한다.
2018.04	'인터넷+의료건강' 발전 촉진에 관한 의견	헬스케어 관련 인공지능 기술, 의료용 로봇, 대형 의료 장비, 응급구조 의료 장비, 바이오 3차원 프린팅 기술, 웨어러블 기기 등의 연구개발을 지원한다. 산업 인터넷 혁신 발전 추세에 영합하여, 의료 건강 장비의 디지털화와 지능화 제조 수준을 향상하고, 산업 업그레이드를 촉진해야 한다.

8.1.2 산업감독 관리

인공지능을 활용한 보조 진단은 의료 책임 인정에 문제점과 도전이 있다. 예를 들어, 사용자가 의료용 가상 도우미를 이용하여 자기 상황을 표현할 때 핵심 정보를 누락하고 잘못 기술하여 가상 도우미가 제공하는 조언이 사용자의 진실 질병 상황에 부합하지 않는 예도 있다. 이에 따라 현재 관련 부문은 가상 도우미 앱의 질병 진단을 금지하고 사용자의 간단한 건강 문진 상담 서비스만 허용된다.

중국 관련 감독 부문의 인공지능 기술을 활용한 진단 기능을 제공할 때 심사 요구는 매우 엄격하다. 인공지능 보조 영상진단 제품의 경우 인증 프로세스는 윤리 심사, 임상 테스트, 계약 체결, 검사보완, 최종 판매 인증 등이 있다. 2017년 중국 국가 식품 약품 감독 관리총국은 진단 소프트웨어가 알고리즘을 통해 진단을 제공하고 진단 기능만 보조하며 진단 결론을 직접 내리지 않으면 제2종 의료기기에 따라 인증 신고를 하도록 분류되었다.

병변 부위를 자동으로 인식하여 명확한 진단 안내를 할 때 반드시 제3종 의료기기에 따라 임상시험을 인증해야 한다. 앞으로 인공지능 진단은 임상 적용에 대한 법적 기준, 인공지능 진단의 주체가 의사인지 의료기기인지, 인공지능 진단에 결함이 있거나 의료과실이 있다는 판단 근거 등이 더욱 명확해야 한다.

동시에 인공지능+의료건강 제품과 서비스는 안전성, 신뢰성, 프라이버시 보호 등에 대한 국가의 기준을 충족해야 한다. 인공지능 기술을 더 효율적으로 평가하기 위해서는 관련 시험 방법을 표준화하고 인공지능 기술 표준이 제정되어야 한다. 미래에 인공지능+의료건강 표준화 작업은 인공지능의 건전한 발전에 도움이 될 것이며,

기술, 데이터 및 보안 요구사항을 통일할 것이다. 중국은 인공지능 표준화 작업을 매우 중시하고 있으며, 인공지능+의료건강체계에서 기초적인 표준 개발사업의 수행을 적극적으로 추진하여 기초 공통성, 유효성, 안전성, 상호 접속 등 기술 표준을 지속해서 보완하고 있다.

8.1.3 데이터 안전 보안

건강 의료 빅 데이터와 인공지능 발전 과정에서 개인 프라이버시 보호, 데이터 보안 및 국가 안보에 대한 문제가 중요시되어야 한다. 선진국은 개인의 프라이버시 보호 및 관련 연구에 대한 윤리 심사 제도와 법규를 마련한다.

예를 들어 미국 HIPPA(Health Insurance Portability and Accountability Act, 건강보험 편의 및 의무 법안)에는 개인의 식별 가능한 정보를 명확히 정의하고, 프라이버시(Privacy)와 보안(Security)에 관한 규정을 제정하였다. EU의 〈일반 데이터 보호 조례〉 등 규제에서도 개인의 건강, 유전자, 생물 데이터 등 민감한 데이터에 대한 처리 원칙을 제시하였다.

중국 정부도 개인의 프라이버시 보호를 매우 중시하고 있다. 중국 국무원 사무 청의 건강 의료 빅 데이터 활용 촉진과 규범 발전에 관한 지도 의견은 건강 의료 빅 데이터를 국가의 중요한 기초적 전략 자원이라고 정의하면서 '안전이 우선이며 프라이버시 보호'라는 원칙을 강조하고 있다. 또한, 〈침해 책임법〉 〈정보 보안 기술 개인 정보 보안 규범〉 〈인구 건강 정보관리 방법(시행)〉 〈중화인민공화국 사이버 보안법〉 〈인간 유전자원 관리 임시 방법〉 〈개업의 법〉 등 제도 법규도 민감한 정보와 건강 의료 데이터 보호에 관한 요구사항을 규명하였다.

하지만 구체적인 실행 차원에서 건강 의학 데이터의 보안 및 비밀 요구는 아직 세부적으로 제정해야 한다. 현재의 제도는 건강 의료 데이터의 권리문제, 특히 의료 데이터의 소유권을 규정하지 못하고 있다. 건강 의료 데이터의 소유권이 환자 개인인지 병원인지 논란이 있다. 이러한 문제점이 명확하게 규정되지 않아 각 데이터의 보유 단위는 일부 핵심 데이터가 유출될 위험이 있기에 빅 데이터 분석의 데이터 수요와 국가 전략자원의 보호 수요를 보장할 수 없다.

8.2 기술 혁신

8.2.1 핵심기술 개발

중국 의료건강 분야에서 빅 데이터 지능, 매체융합 지능, 그룹 지능, 하이브리드 증강 지능, 자율 지능 시스템 등을 위한 기초 이론과 핵심 기술은 성숙될 것이다. 스마트센서, 신경망칩, 오픈소스 오픈 플랫폼 등의 기술을 의료건강 분야에 적용하는 일정 성과를 나타냈다. 스마트센서의 측면에서 의료보건 업계의 응용 수요를 대상으로 마이크로화 및 신뢰성 설계, 정밀 제조, 통합개발도구, 임베디드 알고리즘 등의 핵심기술 연구개발이 강화되고 있으며, 새로운 수요, 신소재, 새로운 공정, 새로운 원리에 기초하여 설계된 의료용 스마트센서의 연구개발 및 응용이 점차 가속화되어 의료용 스마트센서가 고정밀, 저비용, 저전력, 안정적이고 신뢰할 수 있는 방향으로 변화하도록 추진하고 있다.

신경망 칩은 기계학습 훈련용의 측면에서 고성능, 고확장성, 저전력 클라우드 신경망 칩이 신속하게 발전하고 있다. 단말 응용의 측면에서는 기계학습 컴퓨팅에 적용되는 저전력·고성능의 단말 신경망 칩과 관련 컴파일러, 소프트웨어, 개발 환경 등의 산업화 도구가 함께 발전하고 있다.

오픈소스 플랫폼의 측면에서는 기계학습, 패턴인식, 지능 언어 이해 등 공통적인 기술에 대해 클라우드 훈련과 단말 수행을 위한 개발 프레임워크, 알고리즘, 도구 등의 연구개발이 가속화되고 있으며, 오픈소스 개발 플랫폼, 오픈 기술 네트워크, 오픈소스 커뮤니티 구축이 진행되고 있으며, 복잡한 훈련 수요를 만족시키는 오픈 컴퓨팅 서비스 플랫폼이 구축되어 있다. 하드웨어의 측면에서는 캄브리아기(寒武紀), 화웨이 등 AI 전용 칩의 지속적인 업그레이드가 알고리즘의 최적화를 가속하여 인공지능 기술의 지속적인 발전을 촉진할 것이다.

하지만 전반적으로 중국의 인공지능은 아직 약한 단계에 있다. 지금은 이미지 인식, 딥러닝, 신경망 등 핵심 기술의 발전으로 로봇, 언어 인식, 원격 자율 제어와 계획, 가상 개인 도우미, 의료 등 분야에서 인공지능이 활용되고 있다. 그러나 대부분 정책지원 때문에 건립한 의료 인공지능 기업에 대해 기술력은 발전할 수 없는 주요 장애가 되었다. 한편, 이 회사들은 다 학과 연합 진단에 대해 아직 기술적 한계가 있으며, 연구개발과 혁신역량을 더 높여야 한다. 다른 한편, 중국은 보안 평가 체계가 부족하여 기업들이 의료 데이터에 대한 프라이버시 보호 방법도 부족한 실정이다.

데이터의 경우 인공지능을 알고리즘, 연산력, 데이터의 3차원으로 구분하면 현재 업계의 주요 기회는 데이터 및 응용에 집중되어 있고, 경쟁의 핵심은 데이터의 품질과 양에 있다. 그러나 중국 의료 인공지능 기업의 경우 시장에 대규모 잠재 데이터가 있지만 이를 정리하고 활용하지 못하는 실정이다. 한편, 중국에서 규모가 방대한 병원이 존재하지만 75% 이상의 병원에 조직 능력이 부족하여 빅 데이터 발굴의 가치를 발휘하지 못하고 있다. 다른 한편, 모델 건립이나 기계학습의 발전은 실제 임상 환경이 필요하지만, 현재 중국 대부분의 의료 인공지능 제품은 임상 환경이 부족하다.

동시에 데이터의 오차는 인공지능의 발전에도 장애가 생길 수 있다. 중국의 현재 의료 시스템에서는 병원 간, 시스템 간 서로 연결되지 않으며, 통일된 표준이 없는 임상 병력 보고, 임상 약품, 검사 등의 세부적인 결여, 환자가 퇴원 후 연락하지 않음 등 각종 원인으로 건강 의료 데이터 수집의 어려움이 나타난다. 반면 딥러닝은 대규모 데이터를 사용해야 하여 미세한 데이터 오차가 딥러닝에 부정적인 영향을 미칠 수 있다. 이러한 데이터 품질은 현재 의료 인공지능이 도출되는 결과에 어떤 영향이 미치는지 걱정하는 것이다.

8.2.2 기계학습 데이터베이스 건립

기계학습은 인공지능의 핵심과 기반이고 데이터와 기존의 경험은 기계학습이 컴퓨터 프로그램을 최적화하는 성능 표준이다. 의료 건강 산업에서 의료 건강 빅 데이터는 인공지능 기술의 응용과 발전에 적극적인 영향을 미친다. 현재 의료 인공지능 발전의 차원에서 중국은 알고리즘과 산력에서 이미 세계 최고 수준이며 데이터가 프로젝트의 성패를 결정할 것이다. 의료 분야에서 중국의 의료 데이터는 풍부하지만, 효과적인 의료 데이터는 여전히 부족하다. 특히 이런 데이터에 내한 표시와 구조화에 대한 문제점이 존재하기에 기계학습에 어려움이 생겼다.

중국 기업은 의료 데이터 취급 측면에서 아직 상당한 어려움이 있다. 병원이나 다른 채널을 통해 많은 데이터를 얻을 수 있지만, 표준화가 부족하고 데이터의 질이 높지 않다. 따라서 기계학습 데이터베이스의 구축은 중요하다. 데이터베이스의 구축과 개방은 기술 혁신 비용을 줄이고 중국 의료 인공지능 산업의 혁신 발전을 촉진할 것이다.

향후 의료 영상, 음성 식별, 영상 식별, 언어 처리 등 기반 분야 및 의료보건, 양로 서비스 등 분야에서 고품질 인공지능 데이터베이스 건설, 표준 테스트 데이터를 구축하고 공유할 예정이다. 동시에 지식지도, 알고리즘 훈련, 제품 최적화 등의 공통 서비스를 제공하여 개방적인 클라우드 플랫폼을 만들고, 기초 음성, 이미지, 대화 등의 공공 데이터의 양적 향상을 촉진하며, 의료 건강 분야에 일정 규모의 업종 응용 데이터를 집중하여 혁신을 지원해야 한다.

관련 연구기관이 일정 규모를 갖춘 고품질 데이터 자원 베이스, 표준 테스트 데이터 셋을 구축할 것이다. 다음으로 인공지능+의료건강 제품 연구개발과 산업 응용 수요를 대상으로 다양한 인공지능 자원 베이스를 구축하고 개방할 예정이다. 새로운 컴퓨팅 클러스터 공유 플랫폼, 클라우드 스마트 분석 처리 서비스 플랫폼, 알고리즘과 기술 오픈 플랫폼 등 딥러닝 등 스마트 컴퓨팅 수요를 맞추는 기반 자원 서비스 산업 발전 환경을 완비시킬 것이다.

8.2.3 정보 안정 보장

의료 인공지능의 실현을 위해 의료 건강 정보 보안이 우선 발전해야 하여 스마트 의료 애플리케이션 업체들이 맞춤형 정보 보장 방안을 모색하고 있다. 스마트 의료의 체계가 방대하고 강한 플랫폼 개방성, 복잡한 업무, 다양한 사용자 등 특성이 있다. 특히 환자의 민감한 프라이버시 정보가 많고 공간 데이터와 정보의 연동성도 높음을 알 수 있다.

정보 공유는 해킹, 데이터 유출, 인터넷 키 부실, 인터페이스 부실 등 정보 보안과 프라이버시 유출 위협에 직면하고 있다. 구글, IBM, 마이크로소프트 등 주요 업체들은 의료 데이터 보안 서비스를 제공하며 막대한 예산을 보안 연구에 투입한다.

안정 보안의 방법으로는 보안 프로세스가 있는 칩과 하드웨어를 개발하고, 클라우드 환경에 저장된 데이터를 이용하고 작성하는 데이터 손실 예방(DLP) API를 제공하는 것이 있다. 이는 단말 간 보안, 이벤트 모니터링 및 경보, 보안 기관의 검토 요청, 대응 인증서의 획득 등을 포함한다.

인공지능+의료건강 보안 기술 개발이 지속해서 강화되고 제품과 시스템 사이버 보안 방호가 앞으로 더욱 강화될 것이다. 인공지능+의료건강 제품이나 응용에 대한 취약점 발굴, 보안 테스트, 위협 조기 경보, 공격 탐지, 응급 처리 등 보안 기술 공방이 광범위하게 이루어지고 있으며, 인공지능 선진 기술의 사이버 보안 분야 적용이 심화하여 취약점 라이브러리, 리스크 라이브러리, 사례집 등 공유 자원 구축이 신속하게 발전하고 있다. 정보 보안 기업은 인공지능 기술 연구개발과 응용 기업, 과학 연구기관, 대학, 의료기관 등과 협력하여 데이터 보안, 개인 정보 보안 등 핵심기술과 제품의 연구개발 역량을 추진하고 있으며, 안전하고 신뢰할 수 있는 기술 체계가 형성되고 있다.

보안 능력이 강화되어 의료 건강 정보 분실이나 불법 접근을 방지하고 개인 프라이버시와 정보를 효과적으로 보호할 것이다. 안전 표준의 연구, 검증 및 실시가 끊임없이 강화되고, 감지층의 안정 표준의 형성 가속, 안전 기술의 성과 전환과 산업화 가속, 의료 보건 분야의 인공지능 기술과 제품 서비스의 보장 요구가 충족될 것이다. 동시에 빅 데이터 인프라의 활용을 통해 데이터 보안과 프라이버시 보호를 강화하고 방대한 데이터를 기반으로 인공지능+헬스케어를 활용할 것이다. 또한, 고효율 에너지 컴퓨팅 인프라 구축을 통해 슈퍼 컴퓨팅 센터에서 인공지능+의료건강 응용에 대한 서비스 지원 능력을 향상한다.

정보 보안 시장은 점차 집중될 것이며, 정보 보안 전략은 주관적으로 전환될 것이다. 스마트 의료 산업 내에 제조업체의 수가 매우 많지만, 현재 정보 보안 시장의 세분 정도가 높으므로 세분 응용 분야별로 차이가 있는 보안 메커니즘을 가지고 있다. 예를 들면 미래 방화벽, UTM, 안티바이러스, 침입 탐지, 침입 방어, 취약점 스캔 제품 등의 세부 업종이 점차 집중될 전망이다.

IT 인프라의 자율성은 역내 정보 보안의 기반이며, 미래에는 이 자율성의 측면에서 더욱 발전할 수 있을 것이다. 앞으로 3-5년 이내에 서버(server), 네트워크 장비, 메모리 시스템 등 3개 분야의 '탈(脫) 국제화'가 점차 늘어날 것으로 예상되어 역내 업체들은 이러한 3개 정보 보안 분야에서 큰 발전 기회를 파악할 것이다.

인공지능+의료건강의 안전 체계 구축이 가속화될 때 안전 관리 책임 제도는 수립될 것이며 표시부호, 과학 분류, 위험분류, 안전 심사 규칙은 제정될 것이다. 향후 인공지능 보안 감지, 시험평가, 위협정보 공유, 응급처치 등 기본 기술이 있는 안전보장 플랫폼을 구축하여 제3자 안전 평가와 보장 서비스 발전을 추진할 예정이다.

의료보건 분야에서도 인공지능 보안제도, 경보체계, 정보 보안사건 대응 체제가 꾸준히 정비되고 있다. 의료, 건강, 양로 등에 대한 인공지능 활용, 관련 제품 및 서비스 평가, 감독 관리 강화 등 민감한 개인 정보 보호가 강화된다. 다차원, 다단계적인 보안 아키텍처의 이용이 확대되어 개인 건강 정보, 의료 정보, 업무 데이터 정보 등 공공 서비스 플랫폼 및 개인, 가정 운영 플랫폼에서의 운용 안전성을 확보할 것이다.

8.3 비즈니스 모델

인공지능+의료건강은 급속하게 성장한 다음 상업화의 관건 시기에 달했다. 현재 대부분 인공지능+의료건강 기업이 흑자를 내지 못하고 제품도 병원에서 시험하고 있지만 사업모델별로 일정한 수익을 실현할 수 있다. 전반적으로 보면 현재 실제 비즈니스 모델을 나타낸 기업은 많지 않지만 업계에서는 인공지능+의료건강의 발전에 대한 확신이 있다. 현재 중국에서 인공지능+의료건강 관련 사업을 하는 기업은 스타트업, 인터넷 플랫폼, 전통 의료 관련 기업으로 분류할 수 있으며 종류별로 가진 강점과 약점에 따라 비즈니스 모델도 다르다.

8.3.1 인터넷 거두 기업

중국에서 BAT(바이두, 알리바바, 텐센트)를 비롯한 인터넷 거두 기업들은 인공지능+의료건강이 미래 중요한 시장이라고 주상하여 기업의 플랫폼 특성과 강점을 활용함에 따라 시장에 진입하였다.

알리바바는 ET 의료 핵심을 통해 인공지능+의료건강 분야에 진입하였다. 알리바바가 개발한 인공지능 ET는 환자 가상 도움이 의학 영상, 정밀 의료, 약효 발굴, 건강관리 등 분야에서 의료 조수의 역할을 할 수 있다. 알리바바의 의약 건강 플랫폼인 알리 헬스가 개발한 의료 AI '닥터 유(Doctor You)'는 임상 의학 연구 진단 플랫폼, 의료 보조 검사 엔진, 의사 역량 교육 시스템 등을 포함하여 베이징 '만리윈 의학 영상센터'에서 발표하였다. 사르코이드증을 정확히 식별하는 정확도는 90% 이상에 달했다.

바이두는 인공지능 분야에서 아폴로(Apollo)와 듀에로스(DuerOS) 등 2대 프로젝트를 발표했는데, 각각 무인운전 기술과 음성 대화 보조 시스템 시장에 진입하였다. 의료 분야에서는 주로 2016년 설립된 바이두 '의료 핵심' 프로젝트가 방대한 의료 데이터, 전문 문헌의 수집과 분석을 통해 인공지능 제품을 디자인하고 의사 진단의 시뮬레이션, 사용자 간 교류, 반복 검증 등 과정 후 치료 방안을 나타내는 동시에 환자의 증상 표현을 수집하고 정리할 수 있다.

텐센트는 위챗을 통해 접수와 결제 수단으로 의료 서비스 분야에 진출하여 인공지능 분야에서도 적극적으로 모색하고 있다. 텐센트는 최초의 인공지능 의료 영상 제품을 '멱영(覓影)'이라고 발표하였다. 텐센트는 각 의료기관과 함께 개발하는 많은 인공지능 항목이 식도암 조기 선별 시스템, 사르코이드증 검사 시스템, 진료 보조 시스템 등을 포함한다.

비즈니스 모델 측면에서도 인터넷 거두 기업은 선진 IT 기술이 있으며 자금력도 풍부하다. 스타트업에 비해 의료 인공지능 제품은 자사 산업사슬 포석을 위해 발전하고 있다. 텐센트의 인공지능 제품의 경우 일련의 '인터넷+의료' 제품을 발표한 다음 여러 제품군을 융합하여 도시 '인터넷+헬스케어' 산업군을 정합하도록 한다.

8.3.2 스타트업

수익모델로 보면 인공지능+의료건강은 다양한 비즈니스 모델이 있고, 병원관리, 진료 보조 서비스, 보험 부가서비스, 헬스케어, 이용자 관리 등을 포함한다. 하지만 스타트업에 대한 여러 비즈니스 모델이 직면하는 문제는 실행방안이 아직 부족하다. 이용자가 많은 'BAT'에 비해서 스타트업은 시장 측면에서 강점이 별로 없다. 스타트업으로서 기업과의 협력 사업을 파악할 필요가 있다. 현재 중국의 많은 인공지능+헬스케어 기업들은 기업이나 기관의 협력 사업을 진행하고 있지만 의료기관과 어떻게 협력하는지도 여전히 해결해야 한다.

8.3.3 의료 장비 기업

전통 의료 장비 기업은 인공지능+헬스케어의 다른 중요한 역량이다. 이들은 스타트업에 비해 자금력이 강하여 수익 주기를 연장할 수 있다. 인공지능+헬스케어는 의료 장비 제품의 부가 서비스로써 제공할 수 있다. 이들은 인터넷 기업보다 의료산업의 법칙을 파악하여 의료업계와 이용자의 욕구를 이해하며, 의료 데이터의 획득 경로를 쉽게 접할 수 있다. 또한, 기업별 다양한 장비가 융합된 데이터보다 같은 기업의 제품은 수집된 데이터가 통일한 데이터의 발굴과 활용이 쉽다. 반면에 이러한 전통 의료 장비 업체들의 연구개발은 그들의 기술 우위를 유지할 수 있다.

8.4 인재 자원

인공지능+헬스케어의 인재 수요는 주로 두 가지 분야에 있으며, 복합형 인재가 인적 자원의 관건이 되고 있다. 인공지능+헬스케어 인력의 부족한 실정이기에 대부분의 인공지능 기술자들은 헬스케어에 대한 전문적인 지식을 습득해야 한다. 현재는 기계학습, 컴퓨터 비전, 자연어 처리, 음성 식별, 패턴 인식 등의 방향에 집중되고 있다. 건강 의료의 측면에서는 영상, 웨어러블 기기, 검사, 임상 보조 진단, 약물 개발 응용 등과 관련된 연구가 집중되고 있다.

현재 중국에는 학제적 지식을 가진 인재가 매우 부족하다. 생물공학과는 중국에서 빠르게 발전하고 있지만 대부분의 의학과 공학이 결합하면 교류 곤란의 상황이 있다. 유럽과 미국의 학제적 인재 양성 과정에서 학교의 기술 공학, 기초연구 연구실은 병원에서 건립하였다. 임상 인원이 연구실의 연구자들과 긴밀한 접촉 및 협력을 맺고 있다. 반면 중국에서 대부분 대학은 협력병원과의 거리가 멀어 학교와 병원 인력이 상시간 함께 근무할 수 없기에 학제적 인력 양성이 매우 어렵다. 또한, 학제적 인재 양성 방안에는 학과별 교사들이 복수전공이 없어서 지식체계가 한쪽으로 경사하여 양쪽 학제적 지식을 모두 갖춘 인재를 제대로 육성하지 못한다.

건강 의료는 전문성이 강하고 장시간의 지식과 경험 축적이 필요하며 인공지능+헬스케어 기초교육을 강화하는 인공지능+헬스케어 전문 인력 양성을 장려하는 각종 정책 수립이 필요하다. 의료 건강과 인공지능 기초 교육 체계를 완비하고 인공지능 육성 모델을 혁신하며, 인공지능 인재 양성 수단을 개선하여 다층적 인재 양성 체계를 만들어야 한다. 다른 한편으로는 인공지능+헬스케어학과를 설립해야 한다. 인공지능 분야 학과 구조를 정비하고 인공지능+헬스케어 학과의 설립과 관련 사항을 추진해야 한다. 대학, 의료기관, 연구기관에 의료건강이나 인공지능의 교육 콘텐츠를 확대하고, 복합 전공 육성 모델을 형성하도록 장려한다. 산학협력을 강화하고 기업과 대학, 의료기관과 연구소가 협력하여 인공지능+헬스케어학과를 건설해야 한다.

또한, 인공지능 발전을 위한 핵심 목표로 고급 인력 팀을 결성해야 한다. 전문 채널을 이용하여 고급 인재의 영입을 실현하고, 글로벌 최고 인재와 청년 인재 영입에 강화하여 인공지능 인재 집중 효과를 형성한다. 높은 수준이 있는 혁신 인재와 팀을 양성하고 지속적인 양성과 영입을 결합하여 발전 가능성이 있는 인공지능선도 인재를 유치하고 양성하는 것이 필요하다. 또한 국내 혁신 인재와 팀이 글로벌 최고 기관과의 협력을 강화해야 한다.

8.5 법규 및 윤리

인공지능+헬스케어의 급속한 발전은 헬스케어 산업에 큰 변화를 가져올 것이며, 법적·윤리적 도전에 직면할 것이다. 법은 기술 혁신을 보호해야 하고, 기술의 혁신 발전도 법의 한계를 지켜야 한다. 2017년 7월 중국 국무원이 발표한 〈차세대 인공지능 발전 계획〉은 2025년까지 인공지능 법률 법규, 윤리 규범, 정책 체계를 신제직으로 수립하여 인공지능 안전 평가와 통제 능력을 형성해야 한다. 2030년에는 인공지능 법규, 윤리 규범, 정책제계를 완비해야 한다. 이러한 정책은 인공지능+헬스케어 분야라는 점에서 의미가 깊다.

인공지능 기술의 성숙과 광범위한 응용이 추진되면서 이들 새로운 기술은 안전, 프라이버시, 윤리 등의 도전을 가져올 것이다. 인공지능 관련 법·윤리·사회 문제에 대한 논의를 통해 스마트 사회에 법과 윤리의 경계를 수립하고, 인공지능이 인간 사회에 봉사할 수 있는 것을 실현한다. 수준 높은 인공지능을 개발할 때 법과 정책으로 규범을 수립할 필요가 있는데, 문명과 윤리로 개방의 탄력을 더 많이 부여해야 한다.

인공지능+헬스케어에 관한 법률, 윤리, 사회문제 연구가 심화함에 따라 인공지능+헬스케어의 발전을 보장하는 법률과 윤리적 근거기 준비되어야 한다. 인공지능+헬스케어 활용과 관련된 민·형사상 책임 확인, 프라이버시와 재산권 보호, 정보 보안 이용 등 법률문제 연구, 소급·문책 제도 수립, 법적 주체 및 관련 권리·의무·책임 등이 명확해야 한다. 향후 수술 로봇, 의료 영상 보소 신난 등 기초가 있는 세부 분야를 중심으로 안전관리 관련 법규 제정을 강화하여 신기술의 적용에 대한 법적 기반을 마련할 예정이다.

인공지능+헬스케어의 글로벌 참여도를 향상하고 로봇 안전 규제 강화 등 인공지능+헬스케어의 국제 공통 문제를 연구하며, 인공지능+헬스케어 윤리 규범, 국제규칙 등에 대한 국제협력을 심화하여 글로벌화의 도전에 대응한다.

번역자 소개

배 준 현
인하대학교 스포츠아트융합연구소 연구원

서 대 윤
인제대학교 심혈관 및 대사질환센터 연구교수

배 규 현
한국 뉴욕주립대학교 기술경영학과 박사과정

장몽택 (ZHANG MENGZE)
세종대학교 경제학과 조교수

방기위 (PANG QIWEI)
세종대학교 경제학과 박사

요금격 (YAO JINGE)
Ningbo Univ. of Finance & Economics,
College of Wealth Management, lecturer

짱신단 (ZHANG XINDAN)
세종대학교 경제학과 박사과정

곽 효 범
인하대학교 스포츠아트융합연구소 교수

저자와의
협의하에
인지생략

AI 헬스케어

2022년 9월 27일 1판 1쇄 인쇄
2022년 9월 30일 1판 1쇄 발행

편저자 闵栋(主编) 王豫 徐岩 方林(编著)
번역자 배준현 · 서대윤 · 배규현 · 장몽택
방기위 · 요금격 · 짱신단 · 곽효범
발행인 고 성 익

05027
발행처 서울특별시 광진구 아차산로 335 삼영빌딩
도서출판 三 英 社
등 록 1972년 4월 27일 제2013-21호
전 화 737-1052 · 734-8979 FAX 739-2386

© 2022. 배준현 외

정가 17,000원

ISBN 978-89-445-0552-2-93510

복사는 지식재산권을 훔치는 범죄입니다.
저작권법 제136조(권리의 침해죄) ① 저작재산권 … 침해한 자는 5년 이하의 징역 또는 5천만원 이하의 벌금에 처하거나 이를 병과할 수 있습니다.